TRAITÉ PRATIQUE

DES

BAINS DE MER

ET DE

L'HYDROTHÉRAPIE MARINE

fondé

SUR DE NOMBREUSES OBSERVATIONS

PAR

LE DOCTEUR ROCCAS

Médecin inspecteur adjoint des bains de mer de Trouville,
Ancien interne des hôpitaux civils de Paris,
Membre correspondant de la Société d'hydrologie de Paris,
Membre du Conseil d'hygiène et de salubrité de l'arrondissement
de Pont-l'Évêque, etc., etc.

DEUXIÈME ÉDITION, REVUE ET AUGMENTÉE

Teste experientia, optima in rebus medicis magistra.
BORSIERI.

PARIS
VICTOR MASSON ET FILS
PLACE DE L'ÉCOLE DE MÉDECINE
1862

TRAITÉ PRATIQUE

DES

BAINS DE MER

Corbeil, typogr. et stér. de Crété.

TRAITÉ PRATIQUE

DES

BAINS DE MER

ET DE

L'HYDROTHÉRAPIE MARINE

fondé

SUR DE NOMBREUSES OBSERVATIONS.

PAR

LE DOCTEUR ROCCAS

Médecin inspecteur adjoint des bains de mer de Trouville,
Ancien interne des hôpitaux civils de Paris,
Membre correspondant de la Société d'hydrologie de Paris,
Membre du Conseil d'hygiène et de salubrité de l'arrondissement
de Pont-l'Évêque, etc., etc.

DEUXIÈME ÉDITION, REVUE ET AUGMENTÉE

Teste experientia, optima in rebus medicis magistra.
BORSIERI.

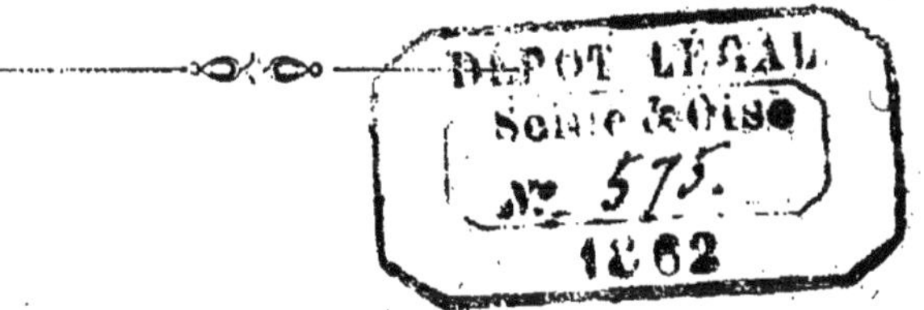

PARIS
VICTOR MASSON ET FILS
PLACE DE L'ÉCOLE DE MÉDECINE
1862

PRÉFACE

DE LA SECONDE ÉDITION.

L'accueil favorable que mon livre a reçu du public, en m'imposant de nouveaux efforts pour mériter davantage son approbation, m'a aussi rendu plus facile et plus agréable cette tâche que j'avais surtout entreprise afin d'être utile à ceux qui viennent au bord de la mer. Cet accueil, la plus précieuse récompense de mon travail et le meilleur stimulant pour mon zèle, a manifesté en même temps l'opportunité de ma tentative.

Si la mode, en effet, aidée dans cet entraînement par la facilité, tous les jours plus grande, des voies de communication, paraît avoir définitivement consacré l'usage de plus en plus répandu de se diriger au bord de la mer à une certaine époque de l'année, il faut reconnaître aussi que la médication marine a su fixer la vogue toujours croissante dont elle jouit, en réalisant chaque jour, que dis-je ? en dépassant même souvent les espérances des baigneurs et celles des médecins qui se sont occupés sérieusement de cette intéressante question. Quelle ne doit pas être la puissante efficacité d'un moyen qui compte ses succès par milliers, et cela malgré l'imprudence malavisée de beaucoup de gens qui jugent ce traitement inoffensif, uniquement parce qu'il est comme sous la main, à la portée de tout le monde !

Cinq années d'observation de plus n'ont fait que confirmer en général les appréciations que j'avais déjà formulées dans mon premier travail ; si quelque fait nouveau s'est présenté à mon attention, je l'ai signalé dans la nouvelle édition, soit par un mot, une phrase, un alinéa, soit par un chapitre tout entier, suivant son importance. Toutefois, pour ne pas tomber moi-même dans l'écueil que j'avais indiqué aux autres dans la première édition, je veux parler de la tendance de l'esprit à généraliser trop aisément, j'ai cette fois dit simplement ce que j'avais vu, ou même donné en abrégé les faits que j'avais vus, observés, pour tâcher de leur laisser toute leur signification, en y ajoutant seulement quelques courtes réflexions.

Les accidents, les catastrophes qui arrivent tous les ans sur toutes les plages, et auxquels il faut toujours être préparé, m'ont décidé à résumer, dans un petit nombre de pages, les soins à administrer aux noyés, d'après MM. Tardieu et Faure qui se sont spécialement occupés de ces questions, tant je suis convaincu que le *sang-froid* d'abord, puis la *méthode* et la *persévérance* sont les aides les plus nécessaires pour avoir des chances de réussite dans ces sortes de sauvetages !

Sur les quelques points assez restreints où mon opinion s'est un peu modifiée, je l'ai énoncée très-franchement : ainsi, j'ai envoyé se baigner à la mer des enfants, même très-jeunes ; mais l'indication était pressante, et en outre on avait pris toutes les précautions possibles et choisi les circonstances les plus favorables.

J'ai fait en sorte, en un mot, (ai-je réussi ?) de rendre mon livre de plus en plus digne de l'accueil sympathique qu'il a déjà reçu du lecteur.

TROUVILLE, mai 1862.

PRÉFACE

DE LA PREMIÈRE ÉDITION.

Le travail que je présente aujourd'hui au public est le résultat des recherches que j'ai faites et des observations que j'ai recueillies avec soin, pendant six années consécutives, sur les nombreux baigneurs qui ont fréquenté la belle plage de Trouville. Je ne me dissimule point la témérité qu'il y a à venir, après tant d'autres, traiter un sujet déjà si rebattu, et j'avoue ma crainte de ne pas arriver à triompher de l'indifférence du public ; je suis pourtant convaincu que tout n'a pas été dit sur les bains de mer, et qu'il reste encore bien des points à explorer dans ce champ tant de fois parcouru.

Si l'on songe à la manière dont on use et abuse des bains de mer, on ne peut s'empêcher de s'étonner de la vogue croissante de cette médication. On voit tant de personnes prendre mal ces bains qu'il est vraiment extraordinaire qu'ils ne soient pas plus dépréciés. Il faut que leur efficacité soit bien réelle pour que leur usage ait résisté aux accidents que l'imprudence ou l'ignorance ne s'est pas fait faute de multiplier. Pour moi, si je n'avais eu pour but que de démontrer l'utilité de ce moyen thérapeutique, j'aurais gardé le silence. L'antiquité de l'usage de l'eau et des bains de mer d'une part, et d'autre part la vogue toujours croissante des établissements situés sur toutes les côtes, parlent plus haut en leur faveur que je ne pourrais le faire moi-même.

Mon désir, mon but serait de régulariser l'administration des bains de mer, et de ne les voir prescrits qu'aux personnes auxquelles ils conviennent réellement.

Pour arriver à ce résultat, j'ai d'abord à faire un exposé net, succinct et complet de l'action physiologique des bains de mer, et à déduire de là les effets thérapeutiques de ce moyen. De la connaissance de cette action et de ces effets, unie à l'observation des malades qui ont usé de cette médication, découle ensuite l'indication précise des cas où elle convient et de ceux où elle ne convient pas. C'est là, on ne saurait trop le redire, une question capitale à bien approfondir. Trop souvent en effet on déprécie même un bon remède en le vantant outre mesure et en exagérant ses qualités au point d'en faire une sorte de panacée universelle. L'exagération de l'éloge et le mauvais emploi du moyen sont assurément les deux écueils les plus difficiles et les plus importants à éviter dans l'administration des bains de mer, comme dans celle de bien d'autres agents thérapeutiques qui finiront par être délaissés uniquement pour avoir été trop employés.

De ces deux conditions importantes, l'une regarde surtout le médecin qui conseille les bains de mer, et il faut avouer que tous ne se font pas une idée suffisamment juste de l'agent qu'ils prescrivent ; j'ajoute tout de suite à leur décharge que ce n'est pas tout à fait leur faute, tant il règne de dissidence (pour ne citer qu'un point) parmi les hydrologues eux-mêmes, au sujet de la *durée ordinaire* d'un bain de mer !

Quant à l'emploi vicieux du moyen, source de déceptions bien rarement imputables à l'agent lui-même et qui proviennent surtout de la négligence que mettent les malades à consulter un médecin avant de se baigner, pour le faire cesser et n'avoir désormais que de très-rares accidents à déplorer, il est indispensable que les malades viennent, au moins au début de la saison, réclamer l'intervention du médecin dans l'administration de ce remède, et qu'ils aient la prudence, au moindre accident, sinon de consulter le médecin, au moins de suspendre la cure.

Si l'on ne peut demander, ce qui me semblerait une mesure extrême, peu libérale et d'une bien difficile application d'ailleurs, qu'on ferme la mer, comme les sources minérales le sont, à tous ceux qui n'y viendraient pas en vertu de la prescription d'un médecin, on ne saurait pourtant trop insister sur la nécessité qu'il y a, si l'on veut obtenir de bons résultats, d'imprimer à l'administration des bains de mer une direction prudente et entendue.

Je vais jeter un coup d'œil historique sur les bains de mer : j'indiquerai ensuite quelles sont les données hydrothérapiques sur lesquelles repose l'emploi de ces bains comme agent thérapeutique, données générales qui formeront l'introduction la plus naturelle aux chapitres qui traitent et de l'action physiologique et des effets thérapeutiques et des indications et contre-indications des bains de mer, en même temps qu'elles résumeront et la nature de l'action et la portée des effets qu'on peut attendre de cet agent thérapeutique.

Si j'avais à faire l'histoire des bains, ou seulement des bains froids, je devrais m'arrêter longtemps sur les temps anciens, parce qu'à ces époques reculées les bains jouaient un rôle considérable. On n'a qu'à lire Galien et Cælius Aurelianus entre autres, pour s'assurer qu'ils en usaient largement dans leurs prescriptions, au point que l'usage des bains, cette ressource la plus employée contre la plupart des maladies chroniques, constituait en réalité plus de la moitié de la thérapeutiqne des anciens, et jouissait d'une faveur plus grande encore comme moyen hygiénique.

Mais parmi les différentes espèces de bains usitées, les bains de mer n'occupaient qu'une place très-secondaire. C'est qu'en effet on n'allait pas à la mer ; c'était la mer qui venait trouver les malades. Aussi les auteurs qui traitent ces sujets ne parlent que peu des bains pris dans la mer, mais plus souvent des bains pris avec de l'eau de mer dans des piscines où l'on pouvait nager. Et comme chez eux l'exercice était aussi dans leur thérapeutique une ressource puissante qu'ils employaient volontiers, et notamment Asclépiade de Bithynie, ils conseillèrent souvent la natation dans la mer ou dans l'eau de mer.

C'est ainsi que Celse et Anthyllus recommandèrent d'une manière plus particulière la natation dans la mer contre les maladies internes, contre l'hydropisie, la gale, l'éléphantiasis, et que Cælius Aurelianus la conseilla contre la céphalalgie, la paralysie et l'épilepsie.

Si le grand abus que fit l'antiquité des bains de toute sorte, en amena la proscription au moyen âge, proscription qui eut une influence déplorable sur l'état de la santé publique, il était réservé aux temps modernes de remettre en honneur l'usage des bains, des bains de mer notamment, et de retremper ainsi les forces dégénérées des générations du temps présent.

L'initiative de la vogue en faveur des bains de mer doit être reportée tout entière à l'Angleterre.

Le premier ouvrage qui parut dans ce pays fut celui que le docteur Russel (Richard) publia à Oxford en 1750 (1), ouvrage dans lequel il s'attache surtout à démontrer l'efficacité de l'eau de mer prise à l'intérieur, dans les maladies du système glandulaire, les bains de mer ne formant qu'un moyen accessoire, secondaire dans le traitement général, tout comme l'usage interne et externe du varech, ainsi que l'application topique de la cendre des plantes sous-marines, de l'éponge et de la pierre-ponce. Ce médecin vérifiait déjà, selon la remarque de M. Gaudet, les propriétés de l'iode qui est l'élément actif du varech et des autres végétaux marins.

Les bons effets qui furent obtenus par cette médication en rendirent l'usage de plus en plus fréquent, et donnèrent par suite naissance à un certain nombre d'ouvrages spéciaux, parmi lesquels nous citerons

(1) *A dissertation concerning the use of sea-water in diseases of the glands, etc.*, to which is added an epistolary dissertation. N. Frewin, M. D. Oxford, 1750, in-8.

celui du docteur White (Robert) (1), celui du docteur Kentish (Richard) (2), et enfin celui du docteur A. P. Buchan (3), dont la seconde édition, traduite par Rouxel, a été publiée à Paris, chez J. B. Baillière, en 1835. Ce dernier ouvrage, incomplet quant aux indications et aux contre-indications, renferme des détails précieux et que j'ai souvent mis à contribution et pour l'histoire physique de l'eau de mer, et pour son mode d'action sur l'organisme.

A la fin du siècle dernier, à l'imitation de l'Angleterre, l'Allemagne commença à prendre des bains de mer, et peu à peu un grand nombre d'établissements se formèrent sur les côtes de la mer Baltique, et sur celles de la mer du Nord. On vit paraître successivement un certain nombre de travaux sur ces agents thérapeutiques. Le docteur Vogel, le premier, résuma les idées théoriques et pratiques des médecins anglais qu'il prenait pour modèles et pour guides dans l'emploi de cette médication. Il insista sur la composition chimique de l'eau de mer qu'il analysa

(1) *The use and abuse of sea-water*, impartially considered, and exemplified in several cases; with Observations. Londres, 1766, in-8, — 3e édition, 1791, in-8.

(2) *Essay on sea-bathing* and the internal use of sea-water. Londres, 1786, in-8.

(3) *Observations pratiques sur les bains d'eau de mer* et sur les bains chauds, par A. P. Buchan, ouvrage traduit de l'anglais par Rouxel; 2e édition, Paris, chez J.-B. Baillière, 1835.

avec grand soin. Seulement, ainsi que le fait remarquer avec raison M. Gaudet, les écrits du docteur Vogel et ceux de tous les autres auteurs allemands qui ont traité des bains de mer, ne parlent pas de l'efficacité des bains de mer dans les différentes maladies de l'utérus, lacune regrettable sans doute mais plus imputable à l'art qu'à la science médicale allemande, limitent beaucoup trop les bienfaits que l'enfance est en droit d'attendre des bains de mer, et, par contre, accordent aux bains de mer une confiance qui nous semble bien exagérée pour la guérison d'une maladie aussi difficilement curable que l'épilepsie. On ne peut s'empêcher de penser, à la vue d'une efficacité si inattendue, que sur les deux bords du Rhin on n'entend pas la même chose sous le même nom. Après avoir cité le docteur Neuber, M. Gaudet cite encore dans son introduction le docteur Pfaff et surtout le docteur Karl Mühry auquel il reproche avec raison de ne pas tenir assez compte dans l'action des bains de mer de l'élément dynamique si important du *froid*.

La bibliographie des ouvrages français sur les bains de mer n'est pas longue à parcourir.

Elle commence par le mémoire de Maret (de Dijon) (1) écrits sur les bains en général, avec quel-

(1) *Mémoire sur la manière d'agir des bains d'eau douce et d'ea de mer*, et sur leur usage. Paris, 1769, in-8.

ques passages relatifs aux bains de mer, travail très-méthodique, mais peu pratique, digne surtout d'être cité par sa date.

Le docteur Lefrançois, médecin de Dieppe (1), fit sa thèse sur l'eau de mer (usage interne et externe) et y consigna des idées pratiques qui ont été souvent reproduites depuis.

Après lui, le docteur Assegond (2) publia un manuel qui renferme l'état de la science sur ce sujet, avec de nombreuses citations qui font honneur à son érudition, mais en laissant à désirer tant pour l'ordre de son exposition que pour la netteté de ses conclustons.

Chez le docteur Blot (3), dont la pratique se devine mal à travers les préoccupations systématiques de l'école physiologique, on trouve quelques aperçus pleins de justesse au milieu d'un grand nombre de propositions évidemment inacceptables.

Le docteur Mourgué, le premier des médecins inspecteurs de Dieppe, a publié deux opuscules tout à fait dignes d'attention : d'abord, le premier cahier d'un journal qu'il se proposait de compléter plus

(1) *Coup d'œil médical sur l'emploi externe et interne de l'eau de mer*. 1812, in-4.

(2) *Manuel hygiénique et thérapeutique des bains de mer*, nouvelle édition, 1834, Paris, chez Crochard, in-18.

(3) *Manuel des bains de mer*, leurs avantages et leurs inconvénients. 1828, Caen, in-8.

tard (1), puis un travail sur l'utilité des bains de mer dans le traitement des difformités du tronc et des membres (2), travail dans lequel les résultats thérapeutiques se déduisent nettement de l'action physiologique que produisent les bains de mer sur les principales fonctions et l'économie tout entière.

Après lui, son successeur M. le docteur J. Guérin a publié dans la *Gazette médicale* deux articles destinés à montrer l'efficacité des bains de mer dans les suites, souvent si graves, du choléra.

Le successeur de M. Guérin, M. le docteur Gaudet, après dix ans d'une pratique étendue et toujours croissante, a publié en 1844 la troisième édition de ses recherches sur l'usage et les effets hygiéniques et thérapeutiques des bains de mer (3), travail remarquable par le grand nombre de faits qui s'y trouvent consignés et l'extension que l'auteur a su y donner à la partie vraiment médicale de l'ouvrage, je veux parler des effets hygiéniques et thérapeutiques. Il me semble seulement que parfois cet éminent praticien aurait de la tendance

(1) *Journal des bains de mer de Dieppe*, ou Recherches et observations sur l'usage hygiénique et thérapeutique des bains de mer. 1823, in-8, Dieppe.

(2) *Considérations générales sur l'utilité des bains de mer* dans le traitement des difformités du tronc et des membres. 1828, in-8, Paris.

(3) *Recherches sur l'usage et les effets hygiéniques et thérapeutiques des bains de mer.* 3e édition, Paris, 1844, in-8, 427 pages.

à exagérer les bons effets de la médication saline. Ce tort, si involontaire souvent, que je l'encourrai peut-être moi-même, malgré tout mon désir d'y échapper, vient la plupart du temps, du moins à mon avis, de la tendance que nous avons tous à vouloir trop généraliser. Toutefois l'ouvrage de M. Gaudet est assurément et sans conteste le plus complet de ceux qu'a produits l'hydrologie marine.

Presque en même temps, en 1846, M. Lecœur (de Caen) a fait paraître un guide médical et hygiénique du baigneur (1), qui me semble moins nourri de faits pratiques que son devancier. Il est vrai que l'ouvrage est surtout destiné au public non médical; il a le tort, il faut bien le dire, d'appartenir à cette littérature hybride qui est médicale pour les gens du monde et peu médicale pour les médecins.

J'en dirai autant du *Guide médical du baigneur à la mer* du docteur Ed. Auber (2), qui a su toutefois orner ce sujet aride des paillettes de son style, sans pallier pourtant, à mon sens, par l'élégance de la forme les lacunes nombreuses que présente son œuvre au point de vue médical et scientifique.

En 1853, M. le docteur Quissac (de Montpellier) a

(1) *Des bains de mer*, guide médical et hygiénique du baigneur. Paris et Caen, 1846, in-8, 2 vol.

(2) *Guide médical du baigneur à la mer*. Paris, 1851, in-12, 472 pages.

donné sous un titre nouveau (1) son opinion sur la portée thérapeutique des bains de mer, portée qu'il restreint comme à plaisir, en puisant les considérants de son réquisitoire dans les idées théoriques qui règnent à Montpellier et dans quelques exemples malheureux qu'il s'est assurément trop vite plu à généraliser.

Enfin, en 1856, M. le docteur Affre a publié sur Biarritz (2) une notice médicale qui, sans prétendre traiter à fond le sujet qu'il a abordé, renferme de bons préceptes et des observations intéressantes.

Pour moi, j'ai eu pour but, ainsi que je l'ai dit déjà, de bien établir l'action physiologique du bain à la lame, d'en déduire les effets thérapeutiques et d'arriver ainsi à déterminer d'une manière précise et les indications et les contre-indications de la médication marine, sans négliger les autres points qui ont trait à l'administration de cet agent thérapeutique.

Quelle base ai-je donnée à cet essai d'hydrologie marine, quelles idées ont présidé à mon travail ? Voilà ce qu'il me reste à dire, avant d'entrer en matière.

(1) *De l'abus des bains de mer*, de leur danger, des cas où ils conviennent. Paris, 1853, in-8, 145 pages.

(2) *Manuel du baignant*, ou Notice médicale sur les bains de mer de Biarritz (Basses-Pyrénées). 2e édition, Paris, 1856, in-12, 136 pages.

Pour peu qu'on réfléchisse à la médication des bains de mer et à son mode d'action sur l'économie, il ne saurait y avoir le moindre doute sur la nature des effets que l'on doit attendre de cette médication : c'est évidemment une variété, une application spéciale de l'hydrothérapie.

Or, l'hydrothérapie (ceux qui s'en occupent sont d'accord sur ce point), ne saurait en aucune manière se diviser ni s'adresser à un organe en particulier. Son action est avant tout une *action générale.*

Tout en combinant des moyens divers, tout en variant les modes d'application, l'hydrothérapie n'arrive pas moins à produire des effets directs toujours les mêmes, variables en intensité, mais point en nature.

C'est d'abord une perte plus ou moins grande de calorique, puis sa reproduction aux dépens de l'organisme ; les liquides qui avaient d'abord reflué de la circonférence au centre affluent de nouveau à la périphérie; et ce mouvement centrifuge excite la peau et accroît singulièrement l'énergie de ses fonctions.

Ces trois conditions importantes, *dépense du calorique, afflux de liquides du centre à la circonférence, excitation des fonctions de la peau*, sont les trois sources d'où coulent, comme de fontaines fécondes, toutes les modifications physiologiques que l'hydrothérapie est capable de produire, et d'où ressortent toutes les indications thérapeutiques qu'elle est appelée à remplir.

Je viens d'énoncer les données qui forment la base de l'édifice hydrothérapique ; j'ai énoncé également ainsi les fondements sur lesquels repose la médication des bains de mer. L'une et l'autre en effet procèdent de la même manière : forcer l'économie, par des pertes de calorique, à produire une plus grande quantité de chaleur, et par suite accélérer le mouvement de décomposition, et plus tard, de recomposition ; activer la respiration, et par suite la circulation ; enfin, par tous ces effets, exercer sur l'innervation une influence réelle, bien qu'indirecte : ce sont là les résultats de l'hydrothérapie et en même temps les effets physiologiques propres aux bains de mer et dont on retrouvera le détail dans le cours de l'ouvrage.

L'accroissement de force et de vie, et l'éveil d'une énergie nouvelle dans toutes les fonctions, effets qui résultent de la soustraction de la chaleur animale, de sa reproduction et par suite d'un mouvement général de réparation organique, de régénération : ce sont là aussi des effets qui sont communs et à l'hydrothérapie et à la médication marine.

En poursuivant cette étude parallèle entre l'hydrothérapie et la médication des bains de mer, on verrait que les deux s'adressent aux mêmes états physiologiques ou pathologiques, avec les mêmes restrictions pour l'opportunité, suivant l'état général des forces, etc.; si bien que toute circonstance capable d'empêcher le phénomène de la *réaction*, c'est-à-dire la reproduction de la chaleur enlevée, formerait par cela même une contre-indication formelle à l'une comme à l'autre, et qu'enfin, dans les deux cas, l'exercice (locomotion ou autre) est un auxiliaire fort important de la réaction que l'on remplacerait au besoin par les frictions et le massage.

J'en ai dit assez pour montrer la parenté qui relie l'hydrologie marine à l'hydiatrie. Les développements dans lesquels je vais entrer, dans chacun des chapitres qui vont suivre, démontreront mieux encore l'intime alliance qui doit exister dans ces deux branches de la thérapeutique.

Il me reste à expliquer au lecteur pourquoi il ne trouvera qu'un petit nombre d'observations dans le cours de cet ouvrage. C'est que, du moins à mon avis, les observations sont d'excellents matériaux à consulter pour bien faire, plutôt que des documents dignes d'être mis sous les yeux du public. A quoi bon en outre embarrasser l'exposition du sujet par l'intercalation de ces simples matériaux qui grossissent inutilement un volume déjà bien long pour l'impatience générale : je n'ai fait exception que pour celles de mes observations qui m'ont paru porter en elles un enseignement ou un intérêt particulier, ou bien encore fournir une application nouvelle de cette branche de l'hydrothérapie.

DES BAINS DE MER

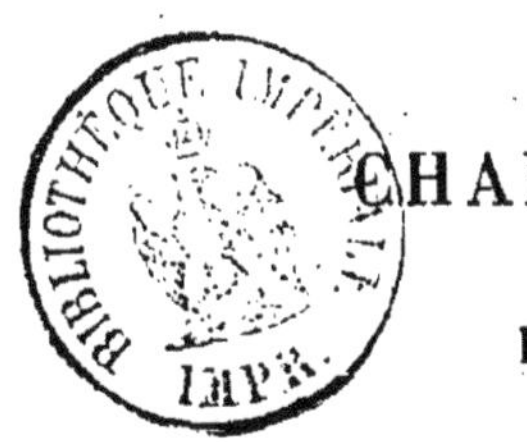

CHAPITRE PREMIER

De l'eau de mer.

1° Propriétés physiques.

Claire et limpide en petite quantité et examinée dans un vase transparent ou sur un fond incolore, l'eau de mer est d'un bleu azuré plus ou moins foncé dans les endroits où la mer a une grande profondeur. Cette *coloration*, qui est seulement apparente, est en tout comparable à celle de l'air de l'atmosphère lorsqu'il est pur, et même à celle des hautes montagnes vues de très-loin; elle est due, on le sait, à la plus grande réfrangibilité des rayons violet, indigo et bleu dont l'ensemble produit le bleu d'azur.

Un grand nombre de voyageurs, dans leurs relations, donnent à certains parages de la mer des couleurs très-différentes; mais aucune preuve authentique n'a encore établi que ces colorations appartiennent à l'eau elle-même lorsqu'elle est pure. Ces différences, au contraire, s'expliquent soit par la transparence du liquide qui permet d'apercevoir le fond diversement coloré, soit par le mélange des eaux de plusieurs fleuves, soit par la présence dans l'eau de mer de plantes ou d'animaux microscopiques, soit même par le reflet des nuages sur la mer. On sait aussi que le bleu devient verdâtre à l'approche des côtes et sur les hauts-fonds, ce qui indique aux marins la proximité des terres.

Quant aux épithètes de *noire*, *blanche*, *vermeille*, *rouge*, *jaune*, etc., données à diverses portions de mer, on doit les rapporter à des motifs étrangers à la couleur des eaux, et souvent à la présence de certains corps qui se voient d'une manière passagère, soit à la surface de la mer, soit dans son sein. Ainsi la *mer Noire* a reçu ce nom des dangers que la navigation y court, et la mer Blanche a été ainsi nommée par opposition avec la précédente. On est moins d'accord sur la cause qui a valu son épithète à la mer Rouge ; pour les uns, ce n'est que la traduction de mer d'Édom ou des Éduméens (*édom* signifiant rouge en hébreu), nom donné anciennement à cette mer ; suivant don Juan de Castro, ce nom lui vient plutôt d'une espèce de polypier à tuyau (*tubipora musica*) qui recouvre ses rochers et qui est d'un beau rouge pourpre très-vif; enfin, selon Cook et Marchand, ce nom est dû à des myriades de petits crustacés microscopiques d'un beau rouge dont ils ont vu cette mer couverte pendant des espaces de plusieurs lieues.

C'est, d'ailleurs, un fait souvent observé dans différents points que la coloration de l'eau de mer par la présence d'animaux microscopiques : ainsi, au mois de mars, dans les environs du cap de Bonne-Espérance, à l'embouchure de la rivière de la Plata aussi, la mer prend une teinte rosâtre. De même, sur les côtes du Brésil, l'amiral Byron a vu la mer rouge comme du sang, et cela à cause de petits coquillages assez ressemblants à des écrevisses; de même aussi, sur la côte du Chili et près de Sumatra, on s'est assuré que la mer Rouge devait cette teinte à un végétal microscopique qui flotte à sa surface. Enfin Banks, dans ses voyages, signale, surtout entre le 74° et le 80° latitude nord, des bandes de plusieurs milles de large sur une longueur de plusieurs degrés, qui sont alternativement colorées en bleu et en vert clair ou jaunâtre, et qui se dirigent en général du nord au sud, ou du nord-est au sud-ouest, avec des transitions de couleur tantôt brusques, tantôt insensibles. Banks et après lui Scoretby ont constaté que l'eau verdâtre ou jaune contient une multitude de petits êtres mous et microscopiques, dont un pouce d'eau peut contenir soixante-quatre individus, et qui forment la nourriture principale des baleines : c'est en effet dans les eaux jaunes qu'on les rencontre presque toujours, les baleiniers le savent bien.

L'eau de la mer a une *saveur* âcre, salée, d'une amertume prononcée, différente pourtant et dans l'Océan et dans la Méditerranée, due, dit-on, à la présence de l'hydrochlorate de magnésie et à la décomposition d'un grand nombre de matières organiques.

La *température* de la mer, qui varie suivant la direction des vents, leur impétuosité, l'état nuageux du ciel, la hauteur des marées, l'abondance des pluies, etc., est cependant moins variable que celle des lacs, des fleuves et des rivières; elle doit à sa densité une plus grande stabilité.

L'histoire de ses variations, étudiée par M. Gaudet spécialement au point de vue des bains de mer, lui a appris que cette température s'élevait d'un peu plus d'un degré en juillet, restait stationnaire pendant le mois d'août, et diminuait graduellement en septembre comme elle avait augmenté en juillet, et qu'elle n'avait aucun rapport avec les variations de l'atmosphère qui vont de 10° c. jusqu'à plus de 28° c., tandis que la température de la mer n'oscille guère qu'entre 15° c. et 20° c.

Pour les variations diurnes, l'observation démontre que c'est le matin qu'elle est le plus froide, et que sa plus grande chaleur, ainsi que pour l'*air marin*, a lieu à partir de midi. L'heure des marées influe aussi sur la température; on sait que la température de l'eau de mer est plus élevée à mer pleine ou à mer descendante que dans les autres états de la mer.

Certaines particularités dans la disposition de la plage, comme Buchan, par exemple, en fit la remarque à Margate, le flux montant vers 2 ou 3 heures après-midi, peuvent, sous l'influence du soleil, élever la température de la mer de plus 7° c. Cette remarque de Buchan, on ne peut se le dissimuler, diminue un peu l'importance des données qui résultent des recherches de M. Gaudet, si l'on veut les appliquer à des plages bien exposées et sablonneuses, comme est celle de Trouville, par exemple, où il est facile de constater soi-même, sans thermomètre, une différence de plusieurs degrés depuis le bord de la mer jusqu'à une distance de 15 à 20 mètres.

A Dobberan, le docteur Vogel observe dans la température de la mer des variations plus marquées, de 10° c. à 21° c., en moyenne, 16° c.

Dans la mer de Kiel, le docteur Pfaff trouve 19° 35 c. comme moyenne de la température de la mer pour toute la saison, avec des oscillations de 3° c. environ par jour, la température de l'atmosphère bien plus variable restant indépendante de celle de la mer.

A Travemünde, le docteur Sass a constaté que la moyenne de la température de la mer est sensiblement 18° c. avec des variations de 4 à 5° en plus ou en moins.

Cette moyenne est de 16° c. seulement à Cuxhaven, tandis que la température de l'air a pour moyenne 22° c. environ.

Comme le travail comparatif des températures de l'air et de l'eau de la mer n'a pas été fait pour les diverses localités situées sur les bords de la Méditerranée qui sont, l'été, visitées par les baigneurs, il est impossible de faire l'histoire parallèle de l'influence de la température sur l'efficacité des bains dans ces deux mers. Seulement, la température et de l'air et de l'eau de la mer étant sensiblement plus élevée dans la Méditerranée que dans l'Océan, et les bains de mer devant en très-grande partie leur puissance aux températures peu élevées et presque égales de l'air et de l'eau de la mer, il est facile de se rendre compte de la différence des effets qui se produisent dans les deux mers, et partant de s'expliquer la différence, soit de la manière de se baigner, soit des résultats que l'on obtient dans les deux mers.

Si l'on compare les variations de la température des mers en général avec celles de l'air sur les continents, on voit que l'Océan, malgré les troubles continuels qu'il éprouve par le flux et le reflux, par les vents et enfin par les tempêtes, est sujet, aux diverses heures, à moins de variations que l'air sur les continents. Dans les latitudes moyennes où les variations de la mer sont de 2° ou 3° à peine, on remarque ces mêmes différences, et de plus frappantes encore.

L'eau de la mer jouit d'une égalité de température plus constante que l'atmosphère; d'où l'air est plus doux à la surface des mers que sur les continents.

M. de Humboldt a même constaté, par une longue série d'observations thermométriques fort exactes que, depuis l'équateur jusqu'aux parallèles du 48° de latitude boréale et australe, la température moyenne de la surface des mers est un peu supérieure à celle de l'atmosphère. (HUMBOLDT, *Relat. hist.* t. III, ch. XXIX, p. 514 530.) Mais la température décroît à partir de la surface, à mesure que la profondeur augmente, profondeur telle, que dans les mers des tropiques, dit Humboldt (*Cosmos*, t. Ier, p. 355), on a sondé jusqu'à 8,220 mètres (environ 2 lieues de poste) sans atteindre le fond, en sorte que l'eau puisée dans la mer à de grandes profondeurs, pendant les voyages de Kotzebue et de Dupetit-Thouars, n'a accusé au thermomètre que 2°, 8 et 2°, 5. Cette température presque glaciale règne même dans les abîmes des mers des tropiques, et cela grâce aux courants inférieurs qui se dirigent des deux pôles vers l'équateur. « La Méditerranée ne présente pas, il est vrai, une diminution considérable de chaleur dans ses couches de fond : mais Arago a levé toute difficulté à ce sujet, en montrant qu'au détroit de Gibraltar, où les eaux de l'Océan Atlantique pénètrent en produisant un courant superficiel dirigé de l'ouest à l'est, un contre-courant inférieur déverse les eaux de la Méditerranée dans le grand Océan, et s'oppose à l'introduction du courant polaire inférieur. » (*Cosmos.*, t. Ier, p. 356 et 357.)

Dans la zone torride, et surtout entre les parallèles du 10° au nord et au sud de l'équateur, la mer possède, loin des côtes et des courants, une température qui reste singulièrement uniforme et constante sur des milliers de myriamètres carrés.

Près des pôles, la température s'accroît, au contraire, avec la profondeur jusqu'à 4° 44 probablement. Ici c'est la chaleur terrestre elle-même qui doit en être cause.

(FOISSAC, *Température de mers*, p. 395.)

Ces variations de la température de la mer à partir la surface, à mesure que la profondeur augmente, permettent aux poissons et aux autres habitants des mers de trouver, jusque sous les tropiques, les basses températures et les frais climats des zones tempérées ou même des régions froides, circonstance qui influe puissamment sur les migrations et sur la distribution géographique d'un grand nombre d'animaux marins. La mer en effet, contient dans le sein de ses forêts (longues herbes marines qui croissent sur les bas-fonds ou bancs flottants de fucus que les courants et les vagues ont détachés, et dont les rameaux déliés sont soulevés jusqu'à la surface par leurs cellules gonflées d'air) une profusion de formes animées, d'êtres organisés dont l'emploi du microscope surtout nous révèle et l'incroyable exubérance et l'innombrable variété.

La pesanteur spécifique de l'eau de mer, très-variable suivant les lieux où on la puise est, d'après MM. Gay-Lussac, Despretz et le comte de Marsigli, à celle de l'eau distillée : : 1,0289 : 1,000. Les mers du nord sont moins chargées de sel, moins denses par conséquent ; celles du sud au contraire plus salées et plus denses, à ce point que la pesanteur spécifique de la mer Morte est de 1,211.

La zone où les eaux de la mer atteignent le maximum de densité (de salure) ne coïncide ni avec celle du maximum de température, ni avec l'équateur géographique. Les eaux les plus chaudes paraissent former, au nord et au sud de cette ligne, deux bandes non parallèles. Lenz a prouvé, dans son voyage autour du monde, que les eaux les plus denses étaient, en mer calme, par 22° de latitude nord et par 18° de latitude sud ; la zone des eaux les moins salées se trouvait à quelques degrés au sud de l'équateur. Dans la région des calmes, la chaleur solaire ne produit qu'une faible évaporation, parce que les couches d'air saturé d'humidité, qui reposent sur la surface de la mer, sont rarement renouvelées par les vents. (HUMBOLDT, t. Ier p. 357 et 358.)

Le niveau des mers qui communiquent entre elles est en général le même à peu près partout. Toutefois, sous l'influence de causes locales (probablement des vents régnants et des courants) on remarque dans certains golfes profonds, des différences de niveau permanentes, mais toujours peu notables. Par exemple, à l'isthme de Suez, la hauteur de la mer Rouge surpasse celle de la Méditerranée de huit à dix mètres, selon les diverses heures du jour. Cette différence remarquable était déjà connue dans l'antiquité ; il paraît qu'elle dépend de la forme particulière du détroit de Bab-el-Mandeb, par lequel les eaux de l'Océan indien pénètrent dans le bassin de la mer Rouge plus facilement qu'elles n'en peuvent sortir. (HUMBOLDT, *Asie Centrale* t. II, p. 321 et 327.)

Les excellentes opérations géodésiques de Coreboeuf et de Delcros montrent que, d'un bout à l'autre de la chaîne des Pyrénées, comme de Marseille à la Hollande septentrionale, il n'existe aucune différence appréciable entre le niveau de la Méditerranée et celui de l'Océan.

(HUMBOLDT, t. Ier page 358.)

Les perturbations de l'équilibre des eaux et les mouvements qui en résultent sont de trois sortes.

Les unes sont irrégulières et accidentelles comme les vents qui les font naître ; elles produisent des *vagues* dont la hauteur, en pleine mer et pendant la tempête, peut aller à onze mètres.

Les autres sont régulières et périodiques ; elles dépendent de la position et de l'attraction du soleil et de la lune (*flux* et *reflux*). Ces oscillations, qui affectent toutes les mers, sauf les petites méditerranées, durent, chacune, un peu plus d'un demi-jour et sont, en pleine mer, d'une hauteur de quelques pieds à peine, tandis que sur les côtes elles peuvent mesurer, comme à Saint-Malo par exemple, une hauteur de seize mètres et plus encore sur d'autres points.

Les courants océaniques, troisième genre de perturbations permanentes et variables seulement quant à leur intensité, qui dépendent et de la marée et des vents régnants et des variations de la densité des eaux de la mer, ainsi que des variations horaires de la pression atmosphérique, offrent, au milieu des mers, le singulier spectacle de fleuves traversant l'Océan en ayant pour rives les eaux en repos. La marche progressive des marées et les vents alisés font naître, entre les tropiques, le mouvement général qui entraîne les eaux des mers de l'orient à l'occident : on le nomme *courant équatorial* ou courant de rotation.

Des autres courants, les uns portent les eaux chaudes vers les hautes latitudes, les autres ramènent les eaux froides vers l'équateur. — Le plus intéressant pour nous, celui qui réagit d'une manière si sensible et si favorable sur le climat du littoral de la Manche, est le courant de l'Océan Atlantique, le *Gulf-Stream* qui, parti du sud du cap de Bonne-Espérance, traverse la mer des Antilles, le golfe du Mexique, débouche par le détroit de Bahama et, se dirigeant du sud-sud-ouest au nord-nord-est, s'éloigne de plus en plus du littoral des États-Unis, s'infléchit vers l'est au banc de Terre-Neuve et va frapper les côtes de l'Irlande, des Hébrides et de la Norwége sur le climat desquelles il fait sentir sa bienfaisante influence. A l'est du banc de Terre-Neuve le Gulf-Stream se bifurque et envoie, non loin des Açores, une seconde branche vers le sud. Ce courant, qui appartient presque tout entier à la partie septentrionale du bassin de l'Atlantique côtoie ainsi trois continents, l'Afrique, l'Amérique et l'Europe.

Un phénomène remarquable, curieux surtout à examiner, qu'offre fréquemment la mer, est celui de la *phosphorescence*. Ce phénomène visible seulement dans l'obscurité est moins saisissant dans nos pays que près de l'équateur. Dans la zone torride, en effet, la mer se couvre parfois d'une sorte d'écume nacrée, très-lumineuse et d'un aspect tout à fait comparable à une brillante étoffe d'argent. Dans nos pays, au contraire, on voit s'élever, au bord de la mer surtout, des lueurs diversement colorées qui représentent comme des traînées de punch, ou de simples étincelles qui donnent aux parties agitées une apparence lumineuse plus ou moins intense.

On a cherché à donner de ce phénomène des explications diverses qui ne sont pas aussi exclusives les unes des autres qu'elles le paraissent tout d'abord. On a attribué la phosphorescence à une sorte de combustion chimique particulière aux matières végétales et animales en putréfaction ; Dessaigne a remarqué qu'en effet ce phénomène est accompagné d'un dégagement d'acide carbonique, et qu'il n'a lieu que là où la formation de cet acide est possible. On a constaté aussi, et entre autres MM. Ehrenberg, Rigaud, Bajon et Quatrefages, que ce phénomène coïncidait avec la présence dans l'eau de mer d'une myriade d'animalcules microscopiques, visibles avec un faible grossissement, *ophiures* et *noctiluques*, qui devenaient, sous des influences diverses, facilement phosphorescents. Ce fait, que tout le monde peut d'ailleurs constater aisément, est d'autant plus croyable qu'il est aujourd'ui reconnu que la plupart des animaux marins jouissent de la propriété de répandre de la lumière. Humboldt aussi a décrit la phosphorescence avec une imposante majesté. « A des profondeurs qui dépassent la hauteur des plus puissantes chaînes de montagnes, chaque couche d'eau est animée par des vers polygastriques, des cyclidies et des ophrydines. Là pullulent les animalcules phosphorescents, les *Mammaria* de l'ordre des Acalèphes, les *Crustacés*, les *Peridinium*, les *Néréides* qui tournent en cercles, dont les innombrables essaims sont attirés à la surface par certaines circonstances météorologiques, et transforment alors chaque vague en une écume lumineuse. » (HUMBOLDT, t. Ier p. 365-366).

Le sillage phosphorescent d'un vaisseau semble tenir à l'électricité développée par le frottement du navire sur la surface unie des eaux, opinion que confirment les expériences de Buffon. Le dégagement d'acide carbonique, pas plus que la présence de petits êtres microscopiques, n'exclut pas l'influence prépondérante de l'électricité dans la production de la phosphorescence. M. Becquerel, en effet, qui a été plus loin dans l'explication de ce phénomène, a tiré des faits qu'il a observés la conséquence que les corps organisés devenaient phosphorescents très-probablement par suite de la réunion des électricités dégagées dans les réactions lentes de leurs parties constituantes sur les agents extérieurs.

Enfin on a remarqué que, dans cet état, la mer produit fréquemment à la peau une éruption fugace, et le plus souvent une urticaire sous forme de boutons, rougeurs ou ampoules, tout à fait semblables à des piqûres d'orties, qui peuvent couvrir tout le corps ou seulement les parties qui ont été en contact avec l'eau de mer.

2° Propriétés chimiques.

Un très-grand nombre de chimistes, depuis le comte de Marsigli et de Trévous jusqu'à M. Usiglio, ont analysé l'eau de la mer. Elle contient un grand nombre de sels, parmi lesquels on distingue surtout le chlorure de sodium; mais les analyses chimiques très-nombreuses qui ont été faites, présentent des résultats fort variables en raison des localités, des profondeurs, des latitudes, du voisinage des côtes, de l'influence des courants ou du dégorgement de quelques fleuves.

Moins salée dans les régions froides, la mer est à son

maximum sous la ligne, à peu près dans les proportions suivantes :

8 grammes à peine (par litre d'eau de mer) de chlorure de sodium, dans le nord de la Baltique; 27 gr. environ sur les côtes de la Grande-Bretagne ; plus de 30 grammes dans la mer Méditerranée, et près de 90 grammes dans l'Océan Atlantique, sous la ligne.

Il semble d'ailleurs ressortir du grand nombre d'analyses qui ont été faites, que dans les différentes mers la quantité de principes salins est variable d'après les motifs que nous avons énoncés plus haut.

En Europe, par exemple, d'après de nombreuses recherches, les eaux de la Méditerranée contiennent la plus grande masse saline 4,1 c. en sels; celles de la Baltique, la plus petite (à Dobberan) 1,6 id.

Quant aux proportions de sels que contiennent les deux hémisphères, on peut dire que l'austral est au boréal : : 29 : 27.

Un résultat digne de remarque est celui que M. Accum, chimiste distingué, a communiqué à M. Buchan, par suite d'analyses faites à des distances du rivage et à des profondeurs différentes : il a constaté que l'eau de mer, prise profondément et loin du rivage, renfermait une quantité à peine appréciable de matières végétales et animales en état de putréfaction.

On remarque aussi dans les eaux de mer un principe dont la plupart des analyses chimiques ne font pas mention et dont l'importance ne saurait pourtant être mise en doute. Ce principe, *substance organique des eaux de mer* (*mucosité de la mer*, de Bory de Saint-Vincent) appartient au groupe des substances organiques et est analogue aux *substances coagulables* des êtres vivants. Il ne peut être coagulé par la chaleur pas plus que la caséine. Quant aux agents chimiques dont on pourrait se servir pour en déterminer la précipitation, ils décomposent les sels de l'eau de mer et compliquent cette étude de difficultés qui ont jusqu'à ce jour découragé les observateurs. Ce principe donne au résidu de l'évaporation d'une grande quantité d'eau de mer, une viscosité qui se rapproche de celle de la salive parotidienne, pourtant un peu moins filante. Si l'on plonge les doigts dans le liquide, puis qu'on les écarte doucement les uns des autres, on voit ce liquide s'étendre entre eux à la manière de certains mucus dans une étendue de trois à quatre millimètres. Cette substance existe en plus grande quantité dans la partie de la mer où abondent des végétaux et les animaux qui les accompagnent que près des plages de galet ou de sable; elle est plus abondante, lorsque les eaux sont calmes que lorsqu'elles sont agitées. Est-ce une exsudation des algues qui sont toujours rendues glutineuses par une mucosité bien plus évidente que celle dont il est ici question? Vient-elle des substances du corps des animaux et des végétaux morts, devenus liquides ou solubles par putréfaction? C'est ce qu'il est difficile de déterminer; jusqu'à présent on ne peut faire à cet égard que des hypothèses. Cette substance paraît être de nature azotée comme les corps albuminoïdes. Comme ces derniers elle entre très-rapidement en putréfaction, et devient cause de l'odeur fétide que répand l'eau de mer abandonnée à elle-même pendant quelques heures ou quelques jours dans un vase. La putréfaction entraîne rapidement la décomposition des sulfates de l'eau de mer en sulfures, en hydrogène sulfuré et en sulfhydrate d'ammoniaque. Ce phénomène se manifeste dans l'eau de mer la plus pure, si même elle est filtrée, alors même que le filtre sur lequel beaucoup d'eau a passé offre une surface légèrement *muqueuse ;* il se manifeste lors même que le microscope n'offre pas de trace d'infusoires dans l'eau de mer filtrée ou non. Cette putréfaction ne se montre pas tant que l'eau est agitée par les vents ; elle ne se montre pas non plus, tant que dans le vase qui contient l'eau de mer se trouvent des algues de couleur verte (*ulva crispa*, etc) ; mais les algues de couleur brune, rouge ou rougeâtre, ou de toute autre teinte que celle de la chlorophylle, n'empêchent pas cette putréfaction. Bory de Saint-Vincent, qui le premier en a signalé l'existence, en lui attribuant toutefois à tort l'hygrométricité ou déliquescence que conservent les linges plongés dans l'eau de mer et qu'on sèche ensuite, la considère, non sans raison, comme donnant à l'eau de mer, même tout à fait pure, l'odeur légère toute spéciale qu'elle possède.

Elle concourt notablement à donner à la peau l'onctuosité légère qu'elle offre tant qu'elle est mouillée d'eau de mer, effet que produisent aussi certaines eaux minérales qui contiennent des substances analogues, mais non les eaux potables.

Nous allons nous contenter de rapporter l'analyse faite par M. Usiglio, de l'eau de la Méditerranée, et qui nous paraît digne de l'attention du lecteur.

Analyse de l'eau de mer de la Méditerranée faite par M. Usiglio (1).

INDICATION DES SELS.	ÉLÉMENTS.		POIDS OBTENUS pour 100 grammes d'eau de mer.	POIDS OBTENU pour un litre d'eau.	OBSERVATIONS.
Oxyde ferrique..........	....	»	0,0003	0,003	
Carbonate calcique.......	Acide carbonique... Chaux............	0,0050 6,0064	0,0114	0,118	
Sulfate calcique.........	Acide sulfurique.... Chaux............	0,0798 0,0559	0,1357	1,392	Sulfate de chaux hydraté, 0,1716, et par litre 1,76.
Sulfate magnésique......	Acide sulfurique.... Magnésie..........	0,1635 0,0842	0,2477	2,541	Sulfate de magnésie hydraté 0,5051, et par litre 5,181.
Chlorure magnésique.....	Chlore............ Magnésium.........	0,2374 0,0845	0,3219	3,302	
Chlorure potassique......	Chlore............ Potassium..........	0,0240 0,0265	0,0505	0,518	
Bromure sodique.........	Brome............ Sodium...........	0,0432 0,0124	0,0556	0,570	
Chlorure sodique........	Chlore............ Sodium...........	0,7854 1,1570	2,9424	30,182	
			3,7655	38,625	
Eau..................	....		96,2345	987,175	
POIDS TOTAL.........	....		100,000	1025gr,800	

(1) *Annales de chimie et de physique*, 3e série, tome XXVII, p. 104.

Indépendamment des substances indiquées dans le tableau précédent, l'eau de mer tient en dissolution beaucoup d'autres matières qui y sont contenues en quantité beaucoup trop petite pour qu'on puisse les apprécier à l'analyse. On peut dire que la mer dissout toutes les substances qui viennent affleurer à la surface du globe, et qui ne sont pas *absolument* insolubles dans l'eau ; et on peut se demander s'il existe bien réellement des matières *absolument* insolubles dans l'eau. Dans tous les cas, le nombre en est fort restreint. Un des faits les plus frappants qui prouve que la mer dissout à peu près toutes les matières avec lesquelles elle se trouve en contact, c'est que M. Malaguti a trouvé que l'eau de mer contenait une trace d'argent en solution. MM. Durocher et Sarzeau y ont de même décelé la présence du plomb et du cuivre. Il faut y joindre les principes condensés dans les plantes qui vivent au sein des eaux, et où on les retrouve par l'incinération.

Mais nous ne saurions partager l'opinion des médecins qui accordent à la mer des propriétés *magnétiques* ou *vitales*, propriétés qui seraient un des éléments de l'efficacité de son action. Il n'est pas plus facile de concevoir que la mer agisse au moyen de courants électriques et magnétiques.

CHAPITRE DEUXIÈME.

Des effets physiologiques et therapeutiques des bains de mer.

§ 1. Effets physiologiques et thérapeutiques des bains de mer froids.

A. *Effets physiologiques.*

Ces effets sont de plusieurs ordres, et se font sentir à des époques diverses.

Je vais les passer en revue, en faisant remarquer tout d'abord combien ils sont variables, suivant un grand nombre de circonstances dont il faut tenir compte.

Il faut les étudier :

1° Au moment du bain (*effets primitifs*).

Ces effets primitifs sont eux-mêmes :

α. Immédiats ou d'oppression.

En entrant dans la mer, le plus ordinairement on éprouve :

1° Un saisissement, un malaise général ;

2° Un frisson plus ou moins intense ;

3° Un aspect rugueux et mamelonné de la peau (chair de poule) ;

4° Un engourdissement des extrémités, parfois avec des crampes ;

5° Un sentiment d'oppression épigastrique et d'étouffement ;

6° Un ralentissement du pouls et de la respiration.

A ces premiers effets rapidement et simultanément éprouvés en succèdent bientôt d'autres tout différents et très-variables aussi dans leur manifestation, leur intensité et leur durée.

6. Effets médiats ou de réaction.

Après avoir éprouvé, pendant quelques secondes le plus souvent, les effets d'oppression précédemment décrits, la personne qui est plongée dans la mer ressent bientôt des phénomènes contraires ou de réaction : elle éprouve :

1° Une sensation de bien-être ;

2° Une augmentation de la chaleur ;

3° Une coloration animée de la peau ;

4° De la facilité et de la rapidité dans les mouvements ;

5° Une expansion de la respiration qui est plus large et plus profonde ;

6° De l'accélération du pouls.

Cette réaction franche de l'économie qui s'opère au contact du corps avec l'eau de mer, est plus ou moins marquée ; on conçoit que les conditions très-diverses dans lesquelles peuvent se trouver les personnes qui se baignent et l'eau de la mer elle-même, doivent imprimer à ces effets une grande *variabilité ;* cette réaction se produit quelquefois très-vite ; d'autres fois elle a beaucoup de peine à se produire ; ces effets se développent très-lentement, ou bien ils manquent tout à fait.

Ces effets de réaction durent un certain temps ; puis,

si la personne qui se baigne reste dans l'eau, elle éprouve une seconde fois les phénomènes d'oppression qu'elle a ressentis en entrant dans la mer. Cet ensemble de symptômes, qu'on appelle le *frisson secondaire*, a cela de particulier, qu'il est plus intense et plus persistant que le premier; il apparaît d'ailleurs à des intervalles divers, suivant l'état de santé, la force, la constitution, etc., des personnes qui vont se baigner.

C'est un principe général dont il ne faut pas se départir, que toute personne prenant un bain doit sortir avant le frisson secondaire. Le plus grand nombre des accidents qu'on observe à la suite du bain a lieu précisément chez les personnes qui, par ignorance ou par imprudence, se sont laissées aller à attendre dans la mer ce frisson secondaire.

Mais ce n'est pas assez d'indiquer la grande variabilité de ces effets physiologiques; il faut insister spécialement sur les phénomènes de la réaction, puisque c'est sur leur appréciation que reposent les principales données de l'emploi hygiénique ou thérapeutique des bains de mer.

La jeunesse ou l'âge adulte, le bon état de la santé, le tempérament sanguin, l'*habitude* des bains froids, sont des causes permanentes qui rendent presque insensible aux effets d'oppression, tandis qu'ils favorisent et accélèrent le développement des phénomènes réactifs. L'époque d'une rapide croissance ou l'approche de la vieillesse, le tempérament lymphatique, les maladies, agissent en sens inverse, et rendent parfois lente et difficile la réaction qu'il s'agit d'obtenir. Il est enfin des individus dont l'idiosyncrasie ne supporte pas les bains de mer. Par contre, les enfants, les jeunes surtout, après les premiers bains, qui sont quelquefois orageux, s'habituent bien à la mer, et ont bientôt des réactions très-suffisantes.

A côté de ces conditions ordinaires, il en est d'accidentelles, moins importantes, qui font varier les impressions et qui tiennent soit à un état particulier de la santé du baigneur, soit au calme ou à l'agitation de la mer. Enfin l'habitude du bain de mer et la natation émoussent la sensibilité au froid et permettent d'allonger sensiblement la durée du bain.

2° Après le bain (*effets consécutifs*).

Ces effets, importants à étudier, parce qu'ils permettent de préjuger et d'apprécier les effets thérapeutiques qu'on pourra attendre des bains de mer, peuvent être considérés sous deux points de vue : α, dans leur évolution progressive ; β, appareil par appareil.

α. Effets considérés dans leur ordre de succession.

1° *Du 1er au 5e bain.*

A la suite du bain, ordinairement dans la journée, même dès le premier bain, il se produit de nouveaux effets physiologiques dont voici les principaux :

1° Une lassitude générale, plus ou moins marquée, de la paresse, et quelquefois même de l'accablement ;

2° Souvent comme une sensation de *brisement des membres ;*

3° Une oppression sternale, des étouffements ;

4° D'autres fois une excitation marquée des phénomènes nerveux, ou, chez les personnes névropathiques, l'exaspération de cet état;

5° De l'engourdissement, de la somnolence même; la nuit, le *sommeil* est plus profond que de coutume; c'est là la première modification que le bain de mer fait subir aux fonctions nerveuses. Toutefois, chez les enfants délicats, il se produit plutôt de l'insomnie;

6° Quelquefois des douleurs de tête persistantes ou céphalées, ou un étourdissement nerveux;

7° Le plus souvent (car c'est là un des phénomènes les plus constants) une *congestion sanguine* de la tête : cet effet de la réaction, un des plus fréquents, est aussi fort important à cause des conséquences.

8° Sinon le premier jour, du moins le deuxième, le troisième ou quelquefois seulement le quatrième jour, on voit d'anciennes douleurs reparaître, ce qui tourmente beaucoup les baigneurs, et à tort; car d'ordinaire ces douleurs se passent après quelques bains de plus.

A côté de ces phénomènes généraux, communs aux différents baigneurs, il en est de plus particuliers dont il faut dire un mot à cause de leur importance.

Ainsi, dès les premiers bains, chez les enfants surtout, la peau, grâce à une vascularisation plus grande, se colore davantage; cet effet est beaucoup plus lent à se produire chez les chlorotiques, les anémiques, les scrofuleux.

Dès les premiers bains aussi, quand l'arrivée au bord de la mer n'a pas déjà développé grandement l'appétence des aliments, l'appareil digestif augmente d'énergie : on voit se développer parallèlement les fonctions musculaires et les fonctions nerveuses ; et, dès lors l'assimilation est plus active.

Il est, en outre, des phénomènes spéciaux à certaines maladies pour lesquelles on réclame les bains de mer : ainsi, dans les maladies de la peau, les parties malades se détergent dès les premiers jours ; cet effet se produit plus particulièrement quand ces affections dépendent du tempérament lymphatique.

Dans les paraplégies, on remarque de l'amélioration dès les premiers jours, et ce mieux augmente par gradation de jour en jour ; il en est de même dans les lésions de position de l'utérus où, dès les premiers jours, l'amélioration rend les malades aptes à marcher ; ce résultat, d'abord passager, temporaire, deviendra plus tard persistant, définitif.

Tous ces effets physiologiques, généraux ou spéciaux, plus ou moins marqués suivant un grand nombre de circonstances, d'ordinaire s'apaisent peu à peu et cessent graduellement, même tout en continuant la cure.

D'autres fois ils persistent, ce qui est une raison pour modifier un peu la manière de se baigner, ou même pour suspendre les bains pendant quelques jours. C'est ainsi, par exemple, que dans les plaies fistuleuses, du quatrième au sixième bain, il se produit une surexcitation qui demande à être apaisée.

2° *Du 6e au 10e bain.*

Le plus ordinairement on voit cesser, pour ne plus revenir, les malaises et les douleurs que les premiers bains avaient reproduits.

La perspiration devient plus active.

En général le sommeil est dès lors toujours bon et égulier, à moins qu'il n'arrive de la surexcitation.

Si les sécrétions de la peau n'augmentent pas, on constate que les reins ou les intestins sécrètent plus abondamment. Il est rare de voir toutes ces sécrétions augmenter simultanément.

En fait de sécrétions morbides, on voit, chez les malades affectés de *carie*, des plaies suinter une suppuration plus abondante, de meilleure nature, pendant que diminue l'inflammation des parties molles circonvoisines.

3° *Du 11e au 15e bain.*

Les malades éprouvent un bien-être nouveau pour eux.

Toutes les fonctions s'accomplissent régulièrement.

Pourtant, chez les personnes nerveuses, et chez les enfants chez lesquels l'équilibre de la santé s'est trouvé rompu depuis longtemps, on voit quelquefois apparaître, à cette période de la saison, une réaction qui passerait inaperçue dans des organisations plus fortes, une sorte de fièvre physiologique qu'il faut modérer, et qui exige parfois quelques jours de repos et l'emploi de quelques bains tièdes d'eau douce, et même amidonnée. Quelquefois il survient à la peau une sorte de *poussée*. D'autres fois c'est le tube digestif qui subit une certaine irritation.

C'est à ce moment-là aussi que, dans les maladies chroniques, survient un état sub-aigu, présage presque assuré d'une guérison prochaine.

C'est alors également que, dans les tuméfactions ganglionnaires, il se manifeste une diminution marquée du gonflement de ces tumeurs, puis de l'empâtement de toutes ces parties.

4° Du 16e au 25e bain.

Ordinairement l'amélioration de la santé est devenue assez sensible pour que la gaieté augmente : c'est alors aussi que les circonstances accessoires, telles que les promenades, les courses, les distractions de toute sorte viennent aider au succès.

Le bain ne produit plus d'effets physiologiques sensibles. La question la plus importante, à ce moment de la saison, c'est de savoir *s'arrêter à temps*. On peut en effet compromettre les bons résultats de la cure par une prolongation inopportune. Cette extrême réserve doit être recommandée surtout aux femmes, à l'approche de leurs périodes menstruelles, sauf s'il y a *aménorrhée;* encore, dans ce cas, doit-on ne pas oublier que, pour faire revenir les règles, il faut quelquefois plus d'une saison. La même réflexion est applicable au rétablissement des forces générales qui n'a souvent lieu qu'au bout de deux ou plusieurs saisons.

6. Effets considérés appareil par appareil.

1° *Fonctions respiratoires.* La respiration reçoit du bain de mer froid une influence excitante, et en effet l'exhalation pulmonaire devient plus abondante; mais ici il n'est que juste d'invoquer à l'appui, comme un auxiliaire puissant, la propriété excitative de l'air marin. La respiration, plus prompte, moins profonde, acquiert une activité nouvelle, source pour l'organisme d'un foyer de réaction contre la soustraction de calorique que subit la surface du corps.

2° *Fonctions circulatoires*. Le bain de mer tantôt accélère le pouls, tantôt le ralentit; mais ce dernier effet est le plus fréquent, même pour les organisations nerveuses et irritables chez lesquelles je l'ai bien des fois constaté. Chez les sujets à constitution forte, l'action sur le pouls, beaucoup plus faible, consiste seulement dans un degré plus ou moins grand de plénitude. Ce genre de bain excite la circulation générale et donne une vive expansion à la circulation des capillaires cutanés; grâce à cette influence, la peau se colore, s'injecte plus facilement. Cette action périphérique, plus ou moins sensible, ne saurait manquer tout à fait, sans faire naître de justes préoccupations pour l'avenir, ou même exiger parfois la suspension de la cure. Cette même action sur le réseau vasculaire de la peau, unie à celle de l'eau salée qui est résolutive, explique la cure de certaines formes d'ophthalmies, notamment chez les scrofuleux. L'excitation de la circulation générale, en activant les fonctions du système lymphatique, rend également bien compte de la résorption ordinairement très-prompte de divers engorgements ganglionnaires. En développant ainsi l'énergie de l'absorption interstitielle, ce bain fait subir à l'embonpoint des personnes lymphatiques, une diminution souvent très-sensible; il en est de même des articulations dont les parties molles sont tuméfiées. En résumé, le bain de mer exerce une action favorable sur l'intensité de l'hématose, et son efficacité dans la diathèse scrofuleuse vient à l'appui de l'opinion émise par quelques auteurs, que la scrofule dépend surtout d'une hématose incomplète et viciée.

3° *Fonctions digestives*. Sans parler de l'action résolutive et spéciale, *éminemment purgative* de l'eau de mer, quand on la prend à l'intérieur, les bains de mer, même après l'atmosphère marine qui a déjà déterminé une certaine excitation dans ce sens, produisent sur le tube digestif une influence excitante qui en active les fonctions, rend l'appétit plus pressant, la digestion plus facile : quelquefois pourtant, mais en général les premiers jours seulement, le contraire peut avoir lieu : il survient alors de l'inappétence, de la céphalalgie, avec état saburral des premières voies ; un léger laxatif combat avec succès cette indisposition. C'est l'observation fréquente de ces phénomènes, au début des saisons de bains, et peut-être un peu aussi leur propension aux cathartiques, qui a amené chez les Anglais l'habitude de débuter dans la pratique des bains de mer par une dose de sel purgatif.

Ceux qui n'usent de l'eau de mer que sous forme de bain, éprouvent en général pendant toute la durée de la saison une constipation plus ou moins opiniâtre qui cède presque toujours à un lavement d'eau de mer ou à l'usage progressif de pilules purgatives à base aloétique, quand la présence d'hémorrhoïdes n'en contre-indique point l'emploi.

Il ne faut pas oublier non plus que les purgatifs, chez quelques personnes, dépassent facilement la mesure de l'action qu'on leur demandait et réclament de la réserve dans leur administration.

Toutefois, chez les baigneurs qui ont des selles fréquentes, liquides et sans coliques, le bain de mer produira un excellent résultat et tarira la source de ces flux, en diminuant les sécrétions intestinales.

Chez quelques baigneurs, habituellement constipés, mais par défaut d'exercice, les bains de mer et un peu aussi leur nouveau genre de vie, régularisent l'accomplissement de cet ordre de fonctions, et amènent parfois aussi l'exagération contraire.

Enfin, pour quelques-uns les bains de mer sont sans effet sur la fréquence des évacuations alvines.

Nous reconnaissons d'ailleurs la vérité de la remarque faite par M. Gaudet, à savoir que, sous le rapport des fonctions intestinales, les bains de mer n'ont pas la même action dans toutes les saisons. Depuis quelques années notamment, probablement sous l'influence cholérique, et aussi à cause de l'inégalité de la température de l'atmosphère, cause que M. Gaudet avait invoquée avec raison, les diarrhées se sont montrées avec une fréquence bien plus grande. Toutefois ces écarts divers n'exigeaient guère, dans la plupart des cas, que des précautions hygiéniques et rarement l'intervention de la thérapeutique, intervention dont nous parlerons plus longuement au chapitre des accidents qui peuvent survenir pendant une cure de bains de mer.

4° *Peau.* Au bout de quelques jours, la peau devient le siége d'une chaleur que la plupart des baigneurs ressentent. Puis viennent s'y joindre des picotements en différents points du corps, et un peu plus tard de véritables éruptions. Cependant peu à peu la vitalité de la peau s'accroît, et cette énergie nouvelle lui permet de braver mieux les variations atmosphériques; c'est grâce à l'eau froide que le système cutané parvient, sinon à l'impassibilité, du moins à une bien plus grande force de résistance aux intempéries de l'air. Ainsi s'expliquent les quelques succès que l'on obtient parfois sur les différentes variétés de rhumatismes. La transpiration augmente d'abord d'abondance, reparaît si elle a cessé, et pourtant se modère quand elle a été habituellement exagérée. Cette surexcitation des exhalants contribue-t-elle à la guérison des rhumatismes? M. Gaudet le croit, nous n'oserions l'affirmer.

5° *Appareil génito-urinaire.* Les organes de cet appareil ressentent vivement d'ordinaire l'excitation générale. Ainsi la vessie des paraplégiques, dont les fonctions ne se faisaient plus ou qu'imparfaitement, est la première à éprouver les bienfaits des bains de mer et à se contracter sous leur influence. Il en est de même des organes de la reproduction, du moins dans la majorité des cas.

6° *Système nerveux.* A en juger par la fatigue générale qui résulte des premiers bains de mer, surtout chez les personnes qui en font usage pour la première fois, il semble que l'action de ces bains doive diminuer les forces générales; mais cet effet n'est que momentané; bientôt, plus tôt ou plus tard, suivant l'état et la constitution des baigneurs, à cette lassitude succède un sentiment de force dont il ne faut pas abuser en prolongeant la durée du bain ou les promenades à la nage. Somme toute, l'innervation est relevée, les sensations deviennent plus vives, et dans l'organisme tout entier retentit ce bien-être harmonieux, résultat de l'amélioration éprouvée par chacune des parties.

L'augmentation des forces générales est surtout marquée chez les convalescents, les asthéniques particulièrement. Un phénomène du même ordre et qui a la même signification, consiste dans le développement musculaire et l'embonpoint relatif qu'obtiennent les individus amaigris après un accroissement trop rapide ou une maladie grave. D'autres fois enfin (et c'est là un résultat qui frappe souvent l'attention), les bains de mer ont manifestement contribué à l'accroissement de la stature des enfants ou à l'évolution insensible des phénomènes de la dentition.

Quelquefois le bain de mer calme des douleurs nerveuses sans lésion matérielle; d'autres fois, quand l'excitation du système nerveux est trop forte, le bain, au lieu d'apaiser la douleur, l'exaspère.

Chez les enfants aussi, il n'est pas rare de voir les bains de mer produire une surexcitation marquée du système nerveux, une sorte d'agitation incessante pendant le jour, et la nuit des rêvasseries continuelles.

Chez les paraplégiques, l'excitation nerveuse se traduit soit par des fourmillements aux extrémités des membres, soit même par des secousses tétaniques. L'amélioration, quand elle a lieu, se marque, dans les extrémités malades, par le retour de l'embonpoint, des fonctions de la peau et des forces générales.

Ces effets, tantôt excitants, tantôt sédatifs, n'ont rien qui doive étonner, si l'on songe surtout que la durée seule du bain peut imprimer à ce bain des qualités tout à fait différentes.

A côté de l'expansion du système nerveux doivent se placer les changements analogues qui se passent dans l'ordre moral. Ainsi nous avons vu des personnes que leur état valétudinaire préoccupait d'abord beaucoup et rendait mélancoliques, dès que l'amélioration de leur santé se prononçait, devenir vives, enjouées, rechercher les plaisirs et les distractions, au point de nous faire redouter une trop grande surexcitation ; mais il est généralement facile de modérer cette réaction un peu trop vive.

B. *Effets thérapeutiques des bains de mer froids.*

1° Effets secondaires des bains de mer.

Ces effets, qui sont une partie du résultat final que l'on cherche à obtenir, comprennent toutes les modifications qui se développent dans l'organisme sous l'influence des bains de mer, plus ou moins longtemps après la saison. L'observation de ces effets et la constatation de leur durée peuvent servir à déterminer et à mesurer l'efficacité thérapeutique des bains de mer.

Cette continuation de l'amélioration qu'a produite sur la santé une saison de bains, en vertu de l'impulsion communiquée à l'organisme tout entier et des modifications imprimées aux diverses parties malades en particulier, si elle persiste en se développant et en produisant tous ses effets, peut arriver à changer les conditions de la santé et à créer, pour ainsi dire, un nouveau tempérament.

Ainsi, un des premiers bénéfices que les enfants surtout retirent de la pratique de la mer, c'est non-seulement la guérison des malaises, ou maladies ou prédispositions pour lesquelles on les avait dirigés vers la mer, mais encore une sorte d'immunité, dans l'avenir, à l'égard des dispositions morbides qui donnaient autour d'eux tant et de si justes préoccupations ; c'est aussi une notable amélioration dans l'état général de la santé ;

c'est un allongement de la taille tout à fait digne de remarque.

Ceux d'entre les enfants chez lesquels le développement de cette action thérapeutique secondaire est le plus marqué sont sans contredit les enfants *scrofuleux*. Il faut toutefois les envoyer plusieurs années aux bains de mer pour parvenir à produire chez eux une modification profonde, ou même une sorte de transformation dans leur tempérament.

Il en est de même des enfants qui ont la peau d'une sensibilité trop vive et d'une extrême susceptibilité à devenir le siége d'éruptions; de ceux qui sont disposés à s'enrhumer et de ceux aussi dont les fonctions intestinales sont si facilement dérangées.

Chez les femmes chlorotiques, cette action secondaire des bains de mer est très-prononcée; elle est un peu moins marquée et plus lente à se montrer chez celles qui sont affectées de maladies utérines. Ces malades se plaignent d'abord de l'insuccès de leur saison; puis quelques semaines après leur départ elles constatent dans leur état de santé une amélioration évidente et progressive.

Certaines maladies de la peau, les affections hystériques fournissent encore des exemples de la longue portée de l'action secondaire des bains, action qui ne se développe qu'un temps assez long après la cure.

Dans certains cas, ces effets secondaires sont les seuls que des baigneurs éprouvent; ils ont désespéré d'abord; plus tard ils reconnaissent le bienfait tardif sur lequel ils ne comptaient plus.

A cette question des *effets secondaires* des bains de mer, auxquels on a accusé, bien à tort, les médecins des bains de mer de ne pas croire, se rattache une question intéressante, mais dont je ne dirai que quelques mots, parce que, du moins à mon avis, une longue expérience et des observations bien faites, pourront seules nous donner les moyens de la résoudre. Cette question — *de l'opportunité des bains de mer après un traitement minéral* — qu'a mise en avant en janvier 1860, au sein de la société d'hydrologie, un de ses membres les plus éminents, M. Lhéritier, est assez complexe pour que des esprits également distingués aient pu, à son sujet, énoncer des opinions fort différentes. En soulevant cette discussion, M. Lhéritier n'aurait-il fait que de signaler l'abus de la prescription simultanée d'un traitement minéral et des bains de mer, qu'il faudrait lui savoir beaucoup de gré de l'initiative qu'il a su prendre avec autant d'autorité que de convenance. M. Gerdy, malgré toutes les bonnes raisons qu'il a données, a, ce me semble, dépassé le but, et lorsqu'il entend dans un sens trop restrictif le mot *emploi des eaux minérales*, en écartant, à tort selon moi, comme étranger à la discussion le fait que j'ai cité d'un cas grave de *Tuberculisation des ganglions bronchiques* (on m'a fait dire *tuberculisation pulmonaire*, je ne sais pas pourquoi) affection, pour le dire en passant, dans laquelle les eaux-bonnes manifestent le mieux leur efficacité en quelque sorte spécifique, comme aussi la cure des eaux ferrugineuses, et lorsqu'il demande d'une manière presque absolue de ne faire, pendant une année, qu'un seul traitement minéral afin d'en apprécier plus sûrement les effets. Je ne parle pas du peu de compte qu'il tient de la pratique des médecins allemands dont l'unanimité a bien quelque poids, et des causes extra-médicales qu'il préfère invoquer pour expliquer le courant des baigneurs qui tous les ans se précipitent vers la mer. J'aime mieux louer sans réserve ce qu'il dit de l'anarchie qui règne aux bains de mer, en dépit de tous nos efforts, anarchie qui semble s'accroître avec le nombre des baigneurs, et que je déplore autant que M. Gaudet et M. Dutrouleau, et m'associer à sa protestation contre la tendance déplorable qui fait écourter les traitements thermaux, et j'ajouterai la médication des bains de mer, pour passer d'un traitement insuffisant à une autre médication non moins écourtée et partant aussi incertaine.

Et ne serait-il pas plus à propos encore, à la place de la question qui nous occupe, de mettre préalablement à l'ordre du jour, cette autre question : *Quelle doit être la durée ordinaire d'un traitement minéral?* la réponse à cette question préparerait et faciliterait singulièrement la solution de celle qu'a posée M. Lhéritier. Tout le monde y gagnerait, surtout les malades, ce premier objet et but de nos études.

Si l'on me demande enfin quelles idées me paraissent le plus près de la vérité jusqu'à nouvel ordre, c'est aux conclusions sages et pratiques posées par M. Moutard-Martin que j'adhèrerai le plus volontiers.

Voici quelles sont ces conclusions :

« 1° D'une manière générale, je considère comme mauvaise la pratique qui consiste à envoyer les malades aux bains de mer *aussitôt* après un traitement thermal. A cette règle j'admets cependant quelques rares exceptions.

« 2° Je regarde les bains de mer comme *souvent* utiles après un traitement thermal, lorsqu'on a laissé écouler entre ces deux agents thérapeutiques, un temps suffisant pour que la cure consécutive soit complète.

« 3° Je n'admets pas que l'on puisse, dans aucun cas, prescrire sur la même ordonnance un traitement thermal et les bains de mer à la suite. »

Dans aucun cas est peut-être trop absolu ; mais la simultanéité des deux prescriptions est *en général* impossible.

Pour donner à ces conclusions toute la netteté désirable, il reste à préciser *quel temps est suffisant pour que la cure consécutive soit complète.* Ne sera-ce pas être bien près de la vérité que d'assigner, à l'exemple de M. Boulard, à ce temps de repos une durée d'au moins un mois ou six semaines?

Citons enfin, comme contre-partie, les troubles qui se manifestent d'une manière *secondaire* soit sur le système dermoïde (éruptions diverses), soit sur le tube digestif (crampes d'estomac), soit à la tête (céphalalgies variables), chez des sujets qui n'y étaient pas auparavant disposés.

2° Effets généraux des bains de mer. — Leur résultante. — Des éléments et du mode d'action des bains de mer.

Le premier effet du bain de mer, et des bains froids en général, consiste dans une *soustraction* plus ou moins prolongée *de calorique*, et dans le refoulement du sang des vaisseaux capillaires périphériques vers le centre du corps. Cet effet sera tonique, si l'immersion est de courte durée ; en le prolongeant, le bain sera tempérant.

Le deuxième effet du bain froid, et du bain de mer par conséquent, effet sans contredit le plus important, consiste dans une *réaction* qui ramène avec force et avec plus d'abondance le sang du centre vers la circonférence, et lui donne une expansion nouvelle.

A ces effets qui appartiennent à tous les bains froids, il faut ajouter d'abord l'action des *sels*, principes minéralisateurs de l'eau de mer, action qui se manifeste par un sentiment de chaleur, des picotements, etc., et qui contribue à augmenter la vitalité de l'organe avec lequel ils se trouvent en contact immédiat.

L'eau de mer agit encore par sa *densité* dont les effets mécaniques se réunissent à ceux du froid, et tendent à neutraliser l'action des sels de la mer.

Il faut aussi tenir compte des percussions, des secousses, des frottements de l'eau de mer; c'est ainsi que le *mouvement* continuel *des vagues* produit une soustraction incessante de calorique et un choc continuel plus ou moins vivement senti. Ce mouvement des vagues est pour beaucoup dans les bons effets du bain de mer; il met en jeu, pour lui résister, tout le système musculaire, et il devient un vrai massage bien propre à favoriser la résolution des engorgements qui sont si longtemps stationnaires. C'est, en un mot, un exercice qu'on peut comparer à celui de la nage, et qui, comme lui, se termine bientôt par la fatigue.

Il faut distinguer toutefois entre la percussion modérée de la vague tranquille et les secousses violentes de la mer en fureur.

L'action douce de la première conviendra à tous les baigneurs, même les plus délicats; il ne faudra au contraire s'exposer qu'avec réserve aux ébranlements de la seconde; il est vrai de dire que pour les personnes capables de supporter ces chocs, les secousses de la mer agitée ont une action favorable bien plus marquée.

En Allemagne, les médecins pensent que les bains de mer agissent sur l'économie par l'absorption de l'eau de mer, et par conséquent des principes salins qu'elle renferme. Le docteur Pfaff seul doute de cette absorption. Si en effet ce phénomène est admissible pour les bains de mer chauffés, pour lesquels il n'a lieu que dans des proportions minimes, il est difficile d'en admettre la possibilité pour les bains de mer froids, comme le démontre M. Gaudet.

On voit donc, par l'examen rapide des quatre effets principaux dont l'ensemble constitue la *résultante* de l'action des bains de mer, que dans ces bains tout est réuni pour activer la circulation capillaire et les fonctions des systèmes cutané et sous-cutané ; tempérer tout le système nerveux superficiel; favoriser le mouvement continuel des liquides, dont la stase est la source d'une infinité de maladies, et répondre à un grand nombre d'indications hygiéniques et thérapeutiques. Cette résultante n'offre-t-elle pas une similitude parfaite avec la somme des effets que produit l'hydrothérapie ordinaire ?

§ 2. — Effets physiologiques et thérapeutiques des bains de mer chauds.

A. *Effets physiologiques.*

Ces effets, beaucoup moins marqués que ceux des bains froids, se font surtout sentir à la peau, mais retentissent aussi dans l'appareil circulatoire, sur le système nerveux et un peu sur les voies génito-urinaires.

A peine est-on dans un bain de mer chaud depuis quelques minutes que d'ordinaire on éprouve déjà à la peau un picotement, une démangeaison allant parfois jusqu'à la souffrance, en même temps que l'enveloppe cutanée se couvre d'une rougeur plus ou moins marquée, ou même d'une éruption d'ailleurs peu persistante. Ces effets d'excitation, que le bain de mer chaud manifeste à la peau, sont bien plus évidents à la surface d'un vésicatoire qui se colore davantage, et bientôt se sèche et se cicatrise. La coloration plus vive et la chaleur plus grande de la peau marquent un accroissement sensible dans la circulation capillaire, et par suite une énergie nouvelle dans les fonctions de la peau et surtout dans la perspiration.

Le bain de mer chaud, agissant aussi sur les papilles nerveuses qui s'épanouissent à la surface du derme, exerce également une action excitante indirecte sur le système nerveux qui en est parfois agité au point de nécessiter la suspension de ces bains. J'ai vu une dame, très-nerveuse il est vrai, ne pouvoir supporter des bains de mer chauds additionnés de 1/5 d'eau de mer seulement.

Des phénomènes d'excitation se montrent encore, chez l'homme, dans le canal de l'urètre, en sorte qu'un rétrécissement de ce canal forme une contre-indication formelle à ce genre de bains, et chez la femme, dans les voies génito-urinaires : on observe en effet, après ces bains, soit l'apparition, soit l'augmentation d'écoulements leucorrhéiques, soit même de l'hématurie; j'en ai observé un cas en 1856. Ces bains peuvent aussi éveiller chez les femmes des douleurs hypogastriques, comme ils produisent chez les gens nerveux une excitation qui va jusqu'à l'insomnie, ou d'autres fois de la dyspnée, des étouffements.

Quant à l'absorption des molécules salines dans le bain de mer chaud, plus abondante que dans le bain froid, elle varie suivant la durée du bain, et devient l'élément principal de l'action tonique de ces sortes de bains.

B. *Effets thérapeutiques.*

La ressemblance des effets physiologiques des bains de mer chauds avec les mêmes effets des bains de mer froids, permet de déduire *à priori* l'analogie des effets thérapeutiques des deux espèces de bains. Ceux des bains de mer chauds sont moins marqués, moins intenses; mais ils sont aussi bien plus inoffensifs. Ils sont excitants et à la longue toniques, et exercent cette action sur la peau comme sur le système nerveux, sur les membranes muqueuses relâchées comme sur les membranes œdématisées et même sur la membrane muqueuse des bronches trop sensibles aux variations atmosphériques. Enfin, ces bains chauds qui sont aussi très-souvent employés soit pour arriver aux bains froids, soit pour les remplacer momentanément, peuvent seuls, sur des sujets délicats et pour lesquels l'administration des bains de mer froids eût été complètement impraticable, produire des effets thérapeutiques primitifs et secondaires tout à fait remarquables. J'en ai notamment observé un cas digne d'intérêt en 1860, chez une jeune fille de dix-neuf ans, arrivée depuis quatre ans, sans cause connue, sans lésion organique appréciable, sous l'influence d'un état névropathique très-intense, à un état d'émaciation incroyable et qui légèrement améliorée en 1859 par le séjour seul au bord de la mer, est repartie beaucoup mieux en 1860, après une saison de 15 à 20 bains de mer chauds et un séjour de deux mois environ au bord de la mer. Les effets secondaires ont été tels ensuite, que l'amélioration a été rapidement progressive et bientôt complète; et depuis, la guérison, qui ne s'est pas démentie un seul instant, permet d'être rassuré complétement sur l'avenir.

CHAPITRE TROISIÈME.

Des indications et des contre-indications des bains de mer.

Dans ce chapitre, le plus important de tous, je recherche quels sont ceux qui doivent pratiquer la mer, puis quels doivent s'en abstenir; d'où la subdivision de ce chapitre en deux grandes sections :

A. INDICATIONS.

B. CONTRE-INDICATIONS.

Les indications elles-mêmes se tirent soit de l'hygiène, soit de la thérapeutique; elles regardent soit les bains de mer froids, soit les bains de mer chauds.

L'hygiène fournit aux indications des considérations d'*âge*, de *sexe*, de *tempérament*, de *constitution*, etc., sur lesquelles j'insisterai un instant, et je finirai par quelques mots sur la *convalescence*, cet état intermédiaire entre la santé et la maladie, si digne d'attention.

La thérapeutique fournit le plus grand nombre d'indications, tant pour les maladies générales que pour celles soit de l'encéphale, soit du système nerveux, soit de la plupart des autres fonctions; l'importance du sujet est certes une excuse suffisante de l'étendue qui sera donnée à ce chapitre.

A leur tour, les contre-indications soit physiologiques, soit pathologiques, seront successivement passées en revue tant pour les bains de mer froids que pour les bains de mer chauds.

A. INDICATIONS.

1° *Aux bains de mer froids.*

α. **Hygiène.**

§ 1. AGES.

1° Enfance.

De tous les âges, l'enfance est certainement l'époque de la vie à laquelle convient le mieux la *pratique de la mer*. Je dis à dessein pratique de la mer et non les bains de mer, parce que ceux-ci ne conviennent pas à toutes les périodes de l'enfance, tandis que cet âge reçoit à peu près toujours de l'air marin une influence bienfaisante.

Parmi les caractères distinctifs du jeune âge, aucun n'est plus marqué que la *prédominance lymphatique*, dont les indications seront étudiées dans un chapitre à part, à cause de leur importance.

En outre, on remarque chez les enfants :

1° Une activité plus grande dans les mouvements vitaux, activité nécessaire à l'accroissement et au perfectionnement de l'organisme.

2° Un état imparfait des organes et une régularité moindre des fonctions.

Dès lors l'hygiène, à cet âge, n'aura pas seulement pour but, comme chez les adultes, la conservation de l'organisme, mais encore la direction de son accroissement et de son perfectionnement.

C'est de ces caractères distinctifs de l'enfance que ressortent les indications propres à cet âge, en même temps qu'ils servent à motiver mes réserves à propos de l'usage des bains de mer et de leur mode d'administration, et à pressentir, quand ils sont indiqués, leur succès plus complet qu'à toute autre époque de la vie, en vertu de l'activité fonctionnelle de cet âge.

L'activité fonctionnelle, plus vive chez les enfants, ne donnera lieu à aucune indication de médication marine, tant qu'elle répartira également à tous les points de l'organisme son impulsion harmonique ; mais si des études trop assidues, par exemple, viennent à exagérer l'activité cérébrale, cette surexcitation partielle se développera aux dépens des autres fonctions, et si cette exagération n'arrive pas à produire un état pathologique de l'organe excédé, elle aura du moins pour effet de ralentir l'énergie relative des fonctions nutritives, et d'amener une variété d'*anémie* que les bains de mer combattront avec un succès rapide, en rétablissant dans tous les actes fonctionnels un équilibre salutaire.

Quant au troisième caractère distinctif de l'enfance, l'état imparfait des organes et la régularité moindre des fonctions, elle constitue, pour ainsi dire, une *indication permanente* des bains de mer spéciale et formelle, et c'est à ce point de vue là surtout, comme aussi à cause de la facilité des réactions, que M. Quissac, hydrologue peu suspect de partialité en faveur de la médication marine, a dit que les bains de mer étaient spécifiques à cet âge (de six à seize ans). On lira d'ailleurs avec intérêt sur ce sujet les développements présentés soit par M. Lebret, au point de vue des eaux minérales et de la mer, soit par M. Dutrouleau, au point de vue du traitement marin. (*Annales de la Société d'hydrologie médicale de Paris*, tome VI, pages 52 et 85.)

2° Puberté.

L'époque de la *puberté*, dans laquelle se complète le développement de l'organisme, participe encore à tous les bons effets que l'on est en droit d'attendre au jeune âge ; et les résultats des bains de mer seront d'autant plus marqués que la croissance aura été plus retardée.

A ce moment de la vie, d'ailleurs, l'accomplissement des fonctions organiques se fait avec un rhythme régulier, qui ne réclame qu'exceptionnellement le secours de la médication marine.

Cette exception se présente surtout : 1° chez les jeunes gens *nerveux*, nés de parents délicats, et chétifs eux-mêmes soit par nature, soit par excès de tout genre, et qui offrent d'ordinaire différents symptômes nerveux de la tête, ne peuvent se livrer aux travaux intellectuels, ne mangent plus, dorment mal et languissent dans une atonie complète ; 2° chez des jeunes gens qu'une vie trop studieuse a *absorbés*, qui ont beaucoup grandi, quelquefois à la suite d'une maladie grave, dont la période de convalescence est à peine terminée (fièvre typhoïde), et dont les symptômes sont surtout ceux d'une grande faiblesse.

Ces deux catégories devront retirer des bains de mer, qui seront pris d'abord *très-courts*, d'excellents résultats ; seulement pour les premiers il sera généralement bon d'ajouter aux bains des *affusions* répétées avant et surtout après le bain.

3° Période d'état (âge adulte).

Cette période de la vie ne fournit par elle-même aucune indication spéciale aux bains de mer, mais elle est loin de la contre-indiquer, ainsi que le veut M. Quissac : c'est l'âge, en effet, où les réactions sont, sinon les plus vives, du moins les plus sûres, en sorte que la prescription des bains de mer, à cet âge, se fera en général, toutes choses égales d'ailleurs, avec une entière sécurité. Je me permettrai seulement de rappeler à cet âge un précepte de Celse, qui est applicable à tous les âges, mais auquel les adultes surtout font de si fréquentes infractions : *c'est qu'il faut prendre garde de consumer, dans la bonne santé, les moyens de rétablir la mauvaise.* L'âge adulte ne devra donc point prendre des bains de mer seulement pour le plaisir d'en prendre, mais bien lorsque l'état de la santé réclamera cette médication.

4° Période de déclin (vieillesse).

Il n'en sera pas de même pour les personnes parvenues au déclin de la vie. Si, en effet, le jeune âge offrait une prédominance de la circulation capillaire, favorable aux réactions, dans la vieillesse au contraire, comme l'a justement remarqué M. le docteur Durand-Fardel, il existe un embarras général de la circulation, commençant par l'amoindrissement du système capillaire, qui gênera souvent la réaction périphérique et deviendra ainsi une source fréquente d'accidents.

Ce sera donc par exception seulement qu'on pourra prendre des bains à la mer, une fois soixante ans passés, par exemple. Je prends le chiffre de soixante ans, sans attacher une grande importance à ce chiffre; et en effet ce qui constitue l'*âge avancé*, dans le sens médical du mot, c'est moins le nombre des années parcourues que l'ensemble des phénomènes physiologiques ou pathologiques que signale à l'observation la dégradation sénile.

§ 2. Sexe.

Menstruation.

α. Son établissement.

Si l'état de mollesse du système cellulaire, la vive sensibilité, l'extrême mobilité rapprochent la constitution de la femme de celle de l'enfance, et permettent, *à fortiori*, d'appliquer à celle-là ce que nous avons dit du jeune âge, il s'établit chez elle, au moment de la puberté, un nouvel ordre de fonctions qui ont la plus grande influence sur toute son organisation, et qui changent entièrement son état physique et moral. L'utérus, en effet, jusqu'alors imparfait et inerte, se développe et s'éveille; il s'imbibe, il s'engorge, et de ce travail intime résulte le flux périodique qui, pendant un certain nombre d'années, imprime à la femme son caractère spécial (1) et la rend apte à remplir sa mission particulière, la maternité.

Or, chez les personnes bien constituées, dont la santé a toujours été bonne, la menstruation s'établit souvent sans trouble aucun de l'économie, sans qu'elles s'en aperçoivent, pour ainsi dire. Mais il n'en est pas toujours ainsi.

En effet, chez les jeunes filles faibles et débiles, soit

(1) *Mulier, id quod est, propter uterum est.*

que l'enfance ait été maladive, la croissance trop rapide, ou qu'une maladie soit survenue naguère et que la convalescence commence à peine, il se manifeste, au moment où la menstruation cherche à s'établir, un affaiblissement général, avec maigreur, pâleur, faiblesse des organes et langueur des fonctions, quelquefois même avec abattement moral ou au moins susceptibilité plus grande du système nerveux.

Dans ces circonstances, l'indication des bains de mer est formelle, et ses résultats favorables se prononcent souvent avec une grande rapidité.

Comment les administrer dans ces cas?

On peut quelquefois commencer, quand les forces et le temps le permettent, par les bains à la mer; mais il faut alors que les premiers surtout soient très-courts, presque une simple immersion, de façon à obtenir des réactions suffisantes. Si la débilité est très-grande, si le temps est mauvais et la vague trop houleuse, il vaut mieux, parfois même cela est indispensable, commencer la cure par quelques bains de mer chauds, à température doucement et progressivement décroissante.

Une fois que l'habitude d'aller à la mer est bien prise, les bains peuvent être continués, quelque temps qu'il fasse; seulement ils seront d'autant plus courts que l'eau sera plus froide et la vague plus forte. En aucun cas ils ne devront dépasser la limite extrême de cinq minutes.

Bien que d'ordinaire les effets favorables d'une saison, en pareil cas, se montrent de bonne heure, ils ont besoin fréquemment d'une seconde cure pour être consolidés, et le résultat final qu'on en attend, c'est-à-dire l'établissement de la menstruation, ne vient souvent régulier et complet qu'après la seconde saison.

6. Des effets des bains sur la menstruation.

Jusqu'à quel moment une femme qui vient prendre les bains de mer, pour une cause étrangère à la menstruation, peut-elle, doit-elle continuer ces bains? — Jusqu'à l'apparition du sang menstruel qui a souvent lieu à la suite du bain au jour prévu.

Il y a quelquefois un retard de quelques jours. — On doit alors continuer encore les bains, à moins de trouble dans la santé.

Au lieu de retarder, les règles, cela est assez fréquent, avancent parfois de plusieurs jours, de 3, 4 ou 5 jours; il faut alors suspendre les bains dès que le flux paraît.

Si l'époque, sans avancer ni reculer, se prolonge au delà du temps habituel, que faut-il faire? — On peut sans inconvénient recommencer les bains, avant la fin de la période, une fois passé le nombre de jours que dure d'ordinaire cette fonction : en général le bain arrête de lui-même l'excès menstruel. Dans de rares exceptions pourtant, le bain ravive l'écoulement périodique; on doit, en ce cas, garder un repos absolu.

L'apparition du flux périodique, au milieu de l'intervalle de deux époques, n'est pas non plus une raison suffisante pour suspendre les bains. Cet effet n'est pas rare, mais il se passe rapidement. Je l'ai observé cet effet, éphémère d'ailleurs, chez une personne bien portante, chez laquelle survinrent bientôt après des vomissements d'une ténacité singulière que la glace seule, après beaucoup d'autres essais, put sinon arrêter, du moins modérer, et dont la cause ne nous fut révélée que plus tard : c'était un commencement de grossesse.

Parfois des femmes peu menstruées continuent leurs bains pendant l'époque et obtiennent, de cette pratique hasardée, il faut le dire, un flux menstruel plus abondant et plus riche.

Mais je ne puis souscrire à l'opinion des praticiens qui osent conseiller de continuer les bains de mer pendant la période menstruelle, tant ce conseil me paraît imprudent et plein de danger !

Chez les femmes qui approchent de l'âge critique et dont les époques dès lors deviennent irrégulières, les bains de mer font quelquefois reparaître le sang périodique qui avait cessé depuis plusieurs mois, et parfois plus d'une année. Mais cette action emménagogue de la mer est passagère et ne doit pas empêcher la continuation de la cure, quand l'indication en est nette et formelle.

Au lieu de retard, il y a parfois diminution de la période avec ou sans trouble de la santé. Quelquefois la suppression est complète, et alors, en général, se montrent quelques phénomènes de palpitations, d'étouffements. Plus d'une fois on observe, un mois, la suspension d'une époque, et le mois d'après, un flux périodique d'une abondance exagérée. Cette particularité que j'ai plusieurs fois observée, ne laisse pas que d'être embarrassante ; mais le soupçon de grossesse, pour peu qu'il soit fondé, domine la question thérapeutique et fournit les plus pressantes indications.

Quelques-unes de ces perturbations de la fonction menstruelle sont manifestement imputables à l'irritation développée par les bains de mer, irritation nouvelle qui vient s'ajouter au travail physiologique de la congestion périodique et parfois lui imprime un caractère morbide.

γ. Sa cessation (ménopause).

Je serai bref sur ce sujet qui ne se rattache pas aux bains de mer aussi étroitement que les autres parties de l'histoire de la menstruation.

L'époque de la ménopause, en rapport avec celle où cette fonction commence, est d'ordinaire annoncée plusieurs années à l'avance par des dérangements plus ou moins marqués et variables. Très-rarement la menstruation cesse tout à coup, spontanément. Si les symptômes locaux sont variables, les symptômes généraux ne le sont pas moins et vont du malaise, des douleurs, de l'engourdissement, à des manifestations graves, à des maladies : d'où lui est venu le nom de *temps critique*. Seulement les craintes à l'égard de cette époque ont été fort exagérées : non-seulement elle est souvent exempte de tout accident, mais encore elle marque souvent le début d'une santé meilleure. Enfin des recherches statistiques, faites dans le but de signaler l'influence de la ménopause sur la mortalité, ont manifestement démontré que l'*âge* dit *critique*, donne chez les femmes moins de mortalité que chez les hommes, et qu'il n'est pas à beaucoup près aussi menaçant que le paraît craindre le préjugé général.

On sait que dans ces circonstances, les précautions principales à prendre consistent à suivre un régime doux, humectant, peu succulent, à porter des vêtements suffisamment chauds et à éviter d'habiter dans un air froid et humide, etc.

Les bains de mer, dans quelques cas, peuvent être utiles soit en rendant le corps moins sensible au froid, soit surtout en fortifiant les organisations débilitées par de nombreuses ménorrhagies antérieures.

Il va sans dire, que les bains ne seraient pas indiqués dans les quelques cas où les tendances pléthoriques, qui se développent chez les femmes, nécessitent l'emploi de la saignée. (Voir pour les troubles de la menstruation page 74.)

§ 3. Tempéraments.

1° Tempérament lymphatique.

Il vient tous les ans au bord de la mer un très-grand nombre d'enfants de ce tempérament caractérisé surtout, au physique, par des cheveux blonds, des yeux bleus, la peau blanche et fine, des chairs molles, des lèvres un peu épaisses, des mouvements lents et des fonctions peu actives, et, *au moral*, par la mollesse, l'apathie du caractère, ce qui n'exclut pas la vivacité de l'intelligence, ni la ténacité de la volonté.

Quelques-uns d'entre eux ont facilement le corps couvert d'éruptions fugaces, mais revenant souvent ; dans certains cas, ces enfants sont sujets à la fois et aux maladies cutanées et aux angines.

Ces enfants prennent généralement leurs bains avec succès, et sans avoir besoin de commencer par des bains de mer chauds ; leurs réactions se font bien, mais se compliquent parfois d'éruptions à la peau, qui nécessitent une courte suspension.

Avant la fin d'une saison, j'ai remarqué chez la plupart d'entre eux des modifications sensibles dans tout leur être : chairs plus fermes, tissus plus colorés, caractères plus remuants, plus indociles, vivacité bien plus grande, et par-dessus tout force de résistance à l'égard des maladies auxquelles ils étaient auparavant si prédisposés.

Mais il ne faut pas croire qu'une seule saison de bains suffise pour obtenir les modifications qui sont désirables. Il faut deux, trois et même quatre ans pour arriver à un résultat complétement satisfaisant. — Je connais des mères qui ont conduit leurs enfants aux bains de mer, depuis l'âge de cinq ans jusqu'à quinze et même vingt ans. Par exemple, dans ces cas, le tempérament a pu être modifié assez profondément pour avoir tout à fait perdu ses caractères primitifs.

Un des traits du tempérament lymphatique est la *prédisposition aux affections catarrhales*. Cette prédisposition que nous avons rencontrée chez un certain nombre d'enfants soumis à notre observation, se reconnaît, comme le tempérament lymphatique dont elle n'est que l'exagération, à la mollesse et à l'exubérance des chairs, lesquelles sont bouffies et comme abreuvées de liquides, à la pâleur de la peau, à l'abondance de la transpiration, à la facilité avec laquelle se produisent les écoulements et les flux de toute espèce, dès que la moindre variation atmosphérique fait sentir son influence occasionnelle. Une fois développées, les maladies prennent la forme catarrhale, et dans ces maladies c'est encore à l'élément catarrhal que la médication devra surtout s'adresser pour être efficace.

Cette disposition catarrhale, au reste, se développe de plus en plus chez les enfants, à mesure que se succèdent chez eux les affections de cette nature, à moins que des soins persévérants, hygiéniques surtout, ne modifient profondément ce genre de tempéraments. La ténacité des catarrhes, l'extrême fréquence de leurs récidives, à tous les âges, font pressentir la difficulté de la guérison, qu'assurera seulement le retour dans les tissus de cette énergie plastique, cause d'un équilibre parfait entre les absorptions et les sécrétions muqueuses.

Enfin cette prédisposition est encore accrue par toutes les causes capables d'affaiblir la constitution, maladies ou mauvaises conditions hygiéniques.

Or, dans ces cas, les bains de mer réussissent généralement bien à diminuer cette prédisposition en une ou deux saisons ; ils modifient aussi heureusement les tempéraments des enfants qui, non-seulement se baignent, mais encore font de la plage leur séjour habituel. — Comme M. Gaudet, j'ai, dans ces cas, à la fin de la saison, noté les modifications heureuses produites dans les fonctions de l'hématose, modifications que traduisait une peau plus vasculaire, un teint transparent, quelquefois même une coloration rosée du visage, une animation des traits et une vivacité d'esprit inusitées. J'ai aussi constaté la *fréquence* et le *degré* d'allongement du corps dont parle également M. Gaudet.

Quand parfois, ces enfants ainsi prédisposés sont pris de la toux, si elle est légère et sans fièvre, et que le temps soit doux et favorable, je ne suspends pas les bains pour cela. — Les bains de mer guérissent cette espèce de toux. Mais pour peu qu'il y ait de l'irritation et que le temps soit peu propice, je prescris un court repos qui suffit d'ordinaire.

Il faut avouer aussi que, sous ce rapport, toutes les saisons ne se ressemblent pas, et qu'autant la toux est un accident peu important pendant les étés chauds, autant elle est tenace, lorsque règnent des temps froids et variables.

Enfin quelques enfants, et des adultes aussi, portant les attributs du tempérament lymphatique, se sont offerts à mon observation avec des complications soit présentes, soit antérieures du côté du tube digestif. Quelques-uns m'étaient adressés en raison même de cette *susceptibilité intestinale ;* d'autres m'étaient amenés, au milieu de la cure, à cause des complications intestinales qui se montraient d'une manière intercurrente, et qu'avaient exaspérées un ou plusieurs bains pris mal à propos. — Ces conditions spéciales du tube digestif, si elles rendaient plus délicate la mission de diriger les bains, ne détruisaient pas leur opportunité, les accidents des voies digestives une fois conjurés. La durée ordinaire de la cure amenait une amélioration marquée qui, généralement, avait besoin d'une seconde saison pour la consolidation des bons résultats obtenus.

J'ai vu également, entre autres, une jeune dame, chlorotique, leucorrhéique, et ayant aussi, portée à un très-haut degré, cette susceptibilité intestinale, tirer d'une seule cure de bains, dirigée et faite avec soin, un avantage des plus marqués, prendre de l'embonpoint et une bonne coloration de la peau, avec une amélioration remarquable de la santé générale en même temps que des fonctions du tube digestif.

Depuis que j'ai publié mon livre, j'ai pris les observations de trente-cinq enfants notés *lymphatiques* avec tous leurs caractères et dispositions déjà décrits. Tous, je puis le dire, quoique à des degrés divers, ont profité de leur traitement marin, air et bains ; car je ne sépare pas dans le résultat final l'influence respective et des bains plus actifs, et de l'air agissant plus doucement, mais d'une manière continue et non moins efficace.

2o Tempérament nerveux.

Les enfants doués de ce tempérament sont d'ordinaire très-faibles, très-maigres et fort délicats; vifs au jeu, mais prompts à la fatigue, ils ont en général une intelligence précoce et une vive sensibilité, mais ils ont été souvent mal élevés à cause de leur santé, et sont d'un caractère difficile.

Quelquefois on ne peut réussir à faire supporter les bains à ces enfants-là; parfois il est préférable de les leur faire prendre chauffés et mitigés. S'ils sont bien pris, ils peuvent, tout en occasionnant quelques troubles nerveux, produire des avantages très-notables qui sont annoncés de bonne heure, et par l'animation du teint du visage et par l'augmentation de l'appétit. Dans certains cas, j'ai vu les bains pris volontiers et dans les conditions voulues, déterminer une activité plus grande encore, une vivacité au jeu incessante, sans produire, pendant la saison du moins, de résultat manifestement favorable.

Enfin je ferai seulement mention, par crainte des redites, des enfants qui présentent les caractères réunis des deux tempéraments que je viens de passer en revue, je veux parler des enfants lymphatico-nerveux, parce que j'aurai précisément à représenter à peu près toutes les observations que nous avons déjà faites à propos du tempérament lymphatique, sauf à tenir compte de l'élément nerveux que nous avons déjà apprécié et qui, dans l'enfance, est rarement prépondérant.

§ 4. Constitutions.

Chapitre unique. *Constitution faible.*

Les enfants de cette constitution ont habituellement un teint pâle ou très-variable, la peau chaude, le pouls vif; sensibles, pusillanimes, ils ne sont vifs ni au jeu ni au travail; grêles de membres et le corps fluet, ils sont en général attardés dans leur croissance comme dans le développement de leur intelligence.

Les indispositions auxquelles sont sujets les enfants d'une constitution faible, à cause de cette faiblesse même siégent la plupart du temps dans le tube digestif (vomissements, selles fréquentes, etc.).

Cette délicatesse de la santé est ou bien originelle, chez des enfants nés de parents faibles, qu'on a élevés avec peine, point malades, mais faibles et chétifs, ou bien acquise, chez des enfants forts d'abord, mais ayant subi, à une époque plus ou moins rapprochée, une maladie grave ou longue, qui a nécessité une médication énergique ou une diète prolongée, et les a laissés encore tristes, pâles, débiles, anémiques, sans appétit, sans sommeil, surexcités et parfois même prêts à éprouver des accidents spasmodiques.

L'état de faiblesse de ces enfants demande une grande prudence dans l'administration des bains de mer ; mais elle ne les contre-indique pas d'une manière absolue, comme le veut M. Quissac.

On commence d'ordinaire par leur faire prendre quelques bains de mer tièdes et mitigés. Quand ils vont à la mer, ils doivent d'abord prendre des bains très-courts (de 1 à 3 minutes), pour favoriser leurs réactions qui sont faibles et réclament parfois l'emploi des stimulants chauds et spiritueux.

Souvent il ne faut permettre le bain que de deux jours l'un, sous peine de voir arriver des accidents qui nécessitent la suspension des bains.

Chez ces enfants, les bains produisent des résultats remarquables, opèrent de véritables transformations. Mais il ne faut pas aller jusqu'à la saturation qu'indique assez la surexcitation du système nerveux.

Les effets secondaires des bains de mer sont également assez marqués chez les enfants faibles et complètent les résultats déjà obtenus. Seulement une saison ne suffit pas pour obtenir tout le bénéfice que peuvent donner les bains de mer.

En 1857, j'ai pu, grâce au beau temps, faire immerger dans la mer, une 12e de fois, un jeune enfant de 17 mois, d'une grande faiblesse depuis sa naissance, chétif mais bien portant, qui m'avait été adressé par M. G. Sée ; l'enfant a éprouvé de cette pratique un bien extrême ; il était comme transformé à son départ.

§ 5. Convalescence.

La convalescence, cet état intermédiaire à la maladie qui a cessé et à la santé qui n'existe pas encore, relativement à l'indication des bains de mer, doit être envisagée et dans les maladies aiguës et dans les maladies chroniques.

a. Dans les maladies aiguës.

Cet état, caractérisé surtout par l'amaigrissement général, la pâleur de la face, le sentiment plus marqué de sa faiblesse, une plus grande susceptibilité nerveuse, et aussi par le défaut d'équilibre entre l'appétence des aliments et la faculté digestive, cet état, dis-je, présente deux périodes au point de vue de l'indication de la médication marine : la *première période*, la plus rapprochée de la maladie, et qui en a encore un peu les caractères, est celle pendant laquelle quelques médicaments sont souvent utiles (amers, chicorée, quinquina, etc.), et surtout aussi une alimentation légère quoique substantielle et doucement progressive. Pendant ce temps l'exercice ne peut être encore que passif ; c'est alors que le *séjour au bord de la mer*, la *respiration de l'air marin* dans le courant du jour, avec quelque précaution, peut être d'une très-grande utilité aux convalescents ; les fonctions digestives doivent être alors soumises à une surveillance rigoureuse. Dans la *seconde période*, les forces générales se sont déjà raffermies ; les fonctions digestives sont plus actives et plus puissantes ; l'exercice actif est possible ; il est agréable, il est utile. Dès lors les bains de mer procurent à ces convalescents de grands et réels avantages, accélèrent l'amélioration qui les ramène à la santé et abrégent notablement la durée de leur convalescence.

Au début surtout, les bains doivent être pris courts (de 1 à 4 ou 5 minutes), accompagnés parfois d'affusions, et l'augmentation de la durée des bains n'aura lieu qu'au fur et à mesure de l'accroissement des forces organiques. Dans ces cas, les bains administrés avec prudence produisent des effets marqués, visibles au bout de peu de jours. Mais même dans ces faits la médication des bains de mer ne doit pas tout revendiquer pour elle ; car les résultats seront d'autant plus prononcés en peu de temps que les convalescents, dans ces quelques jours, auront séjourné sur la plage et pris des bains d'air marin pendant une plus grande partie de la journée.

6. Dans les maladies chroniques.

Ce genre de maladies, par la nature de leur évolution, donne pour principal caractère à la convalescence la *lenteur* du rétablissement des fonctions.

Dans ces cas-là encore, indépendamment des conditions de faiblesse de l'organisme, qui sont un motif de plus pour réclamer la médication des bains de mer, on voit ces bains, par l'excitation marquée qu'ils impriment à toutes les fonctions, remettre en peu de temps en équilibre l'ensemble des forces de l'économie, et raccourcir beaucoup la durée ordinairement assez longue de la convalescence des maladies chroniques.

A la suite de certaines maladies, l'administration des bains présente parfois des particularités intéressantes à signaler ; je n'en parle pas ici ; il en sera question à propos de ces mêmes maladies.

On doit accorder, dans ces cas-là, aux bains de mer, outre l'effet curatif actuel, dont nous venons de parler, un autre effet, plus éloigné, secondaire, dans l'avenir, effet prophylactique, indirect ; l'organisme ainsi raffermi par une saison de bains et le séjour sur les côtes se trouvera aussi préservé des rechutes.

6. Thérapeutique.

A. *Diathèses.*

1° Scrofules.

α. Diathèse scrofuleuse.

Cette affection constitutionnelle qu'on rencontre surtout dans l'enfance, présente le type exagéré du tempérament lymphatique. A cette prédominance des tissus blancs qui se traduit par des signes que nous avons décrits déjà, s'ajoutent la langueur de l'appétit, la fréquence des indigestions, le volume de l'abdomen, la vitesse et la variabilité du pouls, le retard de l'accroissement du corps, et souvent l'apparition de quelque localisation plus ou moins grave.

Dans cette diathèse, l'air marin et les bains de mer sont généralement regardés comme très-efficaces. Mais il suffit d'avoir habité quelque temps sur le bord de la mer pour y avoir constaté plus d'un cas de scrofule, en sorte qu'il est difficile de regarder la médication marine comme un spécifique de cet état. Buchan attribue avec raison la fréquence des maladies scrofuleuses, observées à Lyn par le docteur Hamilton, à l'humidité qui règne dans ce port de mer, et il montre très-bien que pour guérir les malades de Lyn il suffisait de les faire changer d'air.

L'efficacité de la *médication saline* dans les scrofules, a d'ailleurs généralement été notée par les bons auteurs. Voici ce qu'en dit mon excellent ami, M. le professeur

Lebert, de Breslau. « Les bains de mer sont utiles dans les formes légères des scrofules, et combattent plutôt la diathèse scrofuleuse qu'ils ne constituent un moyen puissant de guérir les localisations graves. » M. Hérard (*Annales de la Société d'hydrologie*, t. V, p. 248) reconnaît aux bains de mer *une double action : action hydrothérapique générale, relevant énergiquement la constitution plus ou moins détériorée; action locale excitante, bien propre à activer les mouvements de composition et de décomposition, à déterger les ulcères, à modifier les plaies sanieuses et blafardes, à faciliter l'expulsion des séquestres.* MM. Trousseau et Pidoux regardent aussi (t. II. p. 399) les bains de mer comme un des agents les plus puissants, un des agents réellement curatifs des scrofules.

Les applications extérieures sont ou générales (bains, immersions, expositions à la vague, affusions), ou locales (lotions, compresses, douches, arrosoir, etc.).

Dans ces sortes de maladies dans lesquelles l'efficacité ordinaire de la médication marine ferait presque croire à sa spécificité, on prescrit, en général, les bains concurremment avec l'eau à l'intérieur ; on en fait prendre par jour depuis une cuillerée jusqu'à un verre tous les jours ou tous les deux jours, suivant la susceptibilité du tube digestif.

La médication, chez ces malades, ne tarde pas à produire de bons effets que l'œil peut suivre et voir progresser ; et non-seulement la santé générale en reçoit une influence salutaire, mais les manifestations locales, s'il y en a, subissent une détente et ne tardent pas à marcher franchement vers la guérison.

Une diathèse, un état constitutionnel comme la scrofule ne peut disparaître au bout d'une seule saison de bains. Il en faut deux, trois et même quatre. Il serait mieux encore, quand la chose est possible, de revenir une longue suite d'années, afin d'obtenir un changement complet dans l'état du jeune malade.

Parfois il faut, comme le recommmande M. Gaudet, que les scrofuleux prennent deux et même trois saisons; ils ne doivent pas en tout cas dépasser 70 à 80 bains.

En ne faisant que doubler la saison, nous avons vu des enfants se baigner cinq ans de suite sans que nous ayons remarqué la stimulation générale et locale dont ce praticien signale les inconvénients.

Les effets secondaires des bains, on le conçoit, sont très-notables chez les scrofuleux, à plus forte raison chez ceux qui arrivent à la puberté.

On remarque aussi que chez les jeunes filles scrofuleuses, l'établissement de la menstruation a d'ordinaire une influence très-favorable sur la disparition des affections strumeuses : il ne faut pourtant pas s'y fier trop, et sous ce prétexte négliger l'usage des médications appropriées, même à cette période de la vie : quelque localisation plus grave pourrait, en apparaissant, donner un regret mortel au praticien qui aurait trop temporisé.

Pour les formes graves, il faut, comme le reconnaît M. Gaudet, un temps plus long et un plus grand nombre de bains : ce praticien cite à ce propos un cas de *carie du rocher* où la guérison n'eut lieu qu'à la fin de la troisième année, après 200 bains de mer.

Il n'est pas rare d'observer que les engorgements ganglionnaires, pendant toute la durée d'une saison de bains restent stationnaires, et ne commencent à se dissoudre que plusieurs semaines après la cure.

On voit encore, chez les jeunes gens et les jeunes filles de quinze à vingt ans, les attributs de la constitution scrofuleuse, ainsi que les manifestations diverses de cette diathèse.

Le plus souvent il est question d'adénites cervicales, plus ou moins étendues, et compliquées ou non de fistules. Les bains de mer et l'eau de mer pour boisson leur ont été donnés comme aux enfants plus jeunes, et ont également bien réussi.

Les effets généraux des bains ont été aussi remarquables; les jeunes filles qui n'étaient point encore réglées, outre la guérison de leurs lésions strumeuses, revenaient l'année suivante ayant une menstruation bien établie et régulière.

Les maladies articulaires, à cet âge, n'éprouvaient pas des bains de mer des effets moins remarquables. M. Gaudet en cite, page 134, un cas dont la guérison fut bien complète au bout de deux saisons seulement.

Chez les adultes, les manifestations diverses des scrofules ne reçoivent plus des bains de mer cette excitation énergique vers la guérison que l'on remarque chez les enfants. Comme on est moins sûr de la tolérance, il faut procéder graduellement et ne pas dépasser 40 à 45 bains.

On voit souvent, à la suite de ces bains, un amaigrissement notable qui tient à la diminution de l'appareil lymphatique et à la fonte du tissu cellulaire sous-cutané; chez les jeunes filles lymphatiques qui ont les seins très-développés, la diminution de la gorge est très-marquée, et coïncide avec une amélioration notable de la santé générale et même des lésions locales; si la guérison de ces lésions ne peut être aussi radicale que dans le jeune âge, du moins on obtient des effets réels, et sur les suites de ces lésions, et sur l'état de la santé générale.

Je n'ai observé que deux fois cette espèce d'*étiolement général*, consécutif à l'usage abusif ou prolongé de préparations mercurielles, sorte d'*état scrofuleux*, que Hunter guérissait avec les bains de mer et dont M. Gaudet a vu plusieurs exemples, à Dieppe, guérir après une ou deux saisons; les deux fois, les malades ont éprouvé, sous l'influence d'une saison de bains, une amélioration très-remarquable.

6. Localisations principales.

J'ai déjà parlé des affections des *ganglions lymphatiques* et des *articulations*, qui sont les manifestations les plus ordinaires de la diathèse scrofuleuse.

Les lésions de la peau et du tissu cellulaire sous-cutané viennent moins souvent réclamer le bénéfice du traitement marin, et obtiennent pourtant d'excellents résultats de leur emploi méthodique et suffisamment prolongé.

Les affections des os sont aussi singulièrement améliorées et souvent guéries par la médication marine. Mais dans ces cas-là également, pour être efficaces, les saisons de bains doivent être doublées, triplées et même davantage, témoin ce cas de carie du rocher, cité par M. Gaudet (page 132), qui ne fut guéri qu'après trois ans et 200 bains.

La période la plus avantageuse, dit très-bien M. le docteur G. Sée (*Ann. de la Soc. d'hydrol.*, t. V. p. 263), pour instituer le traitement est celle qui correspond à la pé-

riode de réparation des os et d'élimination des sequestres.

Le *mal vertébral de Pott* doit être spécialement cité, parce que cette affection a quelquefois trouvé, dans le traitement marin, une guérison qu'aucun autre moyen n'avait pu lui donner. La coexistence d'une paraplégie est une raison de plus de recourir aux bains de mer, et c'est dans ces cas compliqués que la médication marine fait le mieux éclater toute son efficacité. Je connais un père de famille qui fut affecté, à l'âge de cinq ans, d'un mal vertébral de Pott ; après avoir, pendant trois ans, reçu à Paris, les soins de beaucoup de médecins qui essayèrent de tout sans succès, il fut envoyé en dernier ressort, par Murat, chirurgien de Bicêtre, aux bains de mer du Havre, comme ressource ultime. Le malade était paraplégique et ne pouvait pas marcher du tout. En trois années la guérison fut complète, et depuis, sa santé a toujours été excellente. Sa gibbosité témoigne seule aujourd'hui de la gravité de son ancienne affection.

Depuis 1857, je n'ai eu que deux fois à surveiller la médication marine pour le mal vertébral de Pott, chez deux jeunes filles, l'une de quinze ans, l'autre de douze. — Chez la première, une double saison ne produisit pas d'amélioration sensible ; la seconde au contraire ressentit un grand bienfait d'une cure de six semaines.

2° Rhumatisme.

Dans ce chapitre, il faut considérer et l'état général, la diathèse rhumatismale en un mot, et les diverses manifestations locales qu'on observe, soit dans les articulations (R. articulaire), soit dans les muscles (R. musculaire), soit dans les viscères (R. viscéral); enfin, en 1857, M. Rilliet, de si regrettable mémoire, nous adressa une malade ayant une forme de *rhumatisme* qu'il caractérisait de *nerveux*, que l'hydrothérapie seule avait un peu soulagé, et qui reçut d'une saison de bains à la mer une très-grande amélioration.

La névralgie sciatique, de nature si souvent *rhumatismale*, mérite aussi à ce titre une courte mention.

a. Diathèse rhumatismale.

Cette influence spéciale, cette *prédisposition individuelle*, état de l'économie, réel quoique inconnu, en vertu duquel une même cause morbifique produit sur plusieurs sujets des effets différents, signale d'abord la réalité de l'état constitutionnel qu'on nomme rhumatisme, et dont le docteur Roche a fait, non sans quelque raison, un des attributs du tempérament lymphatico-sanguin. Cette diathèse rhumatismale sans manifestation morbide à combattre, se trouve-t-elle bien des bains de mer? D'après les quelques cas qu'il m'a déjà été donné d'observer, je crois que la réponse doit être très-réservée. M. Gaudet, que personne n'accusera d'être pessimiste, avoue, page 312, que cette susceptibilité morbide s'est parfois réveillée pendant l'usage des bains de mer, et a forcé à les interrompre; ou si la cure peut être poursuivie, ses bons effets en sont neutralisés (p. 313). Enfin ceux qui, avec ces dispositions rhumatismales, peuvent parfois retirer quelque bien d'une saison de bains, doivent faire cette cure avec une grande attention, prendre des bains très-courts, bien choisir l'heure, éviter les mauvais temps, les mers trop houleuses, jusqu'à ce qu'une pratique suffisante de la mer ait rendu la peau moins sensible aux basses températures. C'est là son opinion, et il pense si bien que des chances contraires sont en présence, qu'après avoir démontré, et avec raison, l'efficacité des bains de mer, avec addition souvent d'affusions et de douches, dans certaines manifestations rhumatismales, il est obligé, pour tout dire, de faire un chapitre intitulé : *Rhumatismes survenus pendant la saison.*

Le bain de mer est donc ici une arme à double tranchant qui peut produire de bons effets, mais qui peut aussi en produire de mauvais et qui, pour ne pas nuire, a besoin, en tout cas, d'être manié avec une grande prudence et des précautions multipliées.

6. Localisations { articulaire, musculaire, viscérale.

Le *Rhumatisme articulaire chronique*, c'est-à-dire avec des douleurs passagères et un peu d'empâtement aux articulations, a quelquefois éprouvé des bains de mer des effets avantageux. Seulement les observations ne sont pas nombreuses, à cause de l'efficacité plus grande généralement reconnue, pour cette affection, à certaines eaux minérales, et notamment aux eaux sulfureuses. Toutefois, même après l'emploi de ces sources plus spéciales, lorsque, l'état local laissant encore un peu à désirer, l'état général réclame aussi l'intervention d'une médication fortifiante, les bains de mer rempliront bien cette double indication, générale et locale ; en outre, ils mettront bien mieux les malades à l'abri des récidives, en les aguerrissant contre l'impression de l'humidité et du froid. Mais il faut encore ajouter que maintenant le moyen n'est pas exempt sinon de danger, du moins d'inconvénient. Je parle, dans l'état actuel de la science; car je pense que plus tard, lorsque les procédés de l'hydrothérapie seront assez vulgarisés pour qu'on les mette en pratique avec de l'eau de mer, on pourra, avec de grandes chances de succès, appliquer l'hydrothérapie marine à la cure d'un certain nombre de maladies que l'on n'avait pas l'habitude de traiter avec l'eau de mer, et entre autres au rhumatisme articulaire chronique, maintenant presque hors du cadre que traite et soulage la médication marine. Si d'ailleurs j'ajoute avec Scudamore : *L'expérience des siècles ne nous offre aucun remède certain contre le rhumatisme chronique*, on devra blâmer moins les bains de mer de leur fréquente inefficacité dans cette forme tenace de maladie.

Le *Rhumatisme musculaire*, cette variété dont les lésions organiques sont bien moins prononcées ,et qui consiste, la plupart du temps, simplement en douleurs plus ou moins vagues, plus ou moins fixes d'un ou de plusieurs muscles et quelquefois de toute une région, douleurs dont le caractère distinctif est la mobilité, accompagnées aussi chez les malades d'une grande susceptibilité au froid, reçoit de la pratique de la mer une influence curative bien plus marquée. J'en ai vu guérir plusieurs; M. Gaudet dit aussi avoir guéri la plupart des cas de ce genre qu'il a eus à traiter et dont il donne un exemple (p. 315).

Les rhumatismes musculaires ou fibro-musculaires les plus fréquemment observés sont : les céphalées, les pleurodynies, les sternalgies et les cardialgies.

M. Gaudet, qui a remarqué avec beaucoup de sens que les rhumatismes *mobiles* sont bien plus curables que les rhumatismes fixes, serait tenté de chercher l'explication de ce fait dans l'action spéciale de l'eau de mer. Ce fait s'explique, ce me semble, tout simplement par la raison que les douleurs fixes sont infiniment plus difficiles à déraciner que les douleurs mobiles, opinion qui s'appuie et sur l'observation et sur l'induction. Enfin l'on comprend que les maladies de ce genre, si promptes à revenir sous l'influence de la moindre cause, aient besoin ordinairement de plus d'une saison pour en prévenir radicalement le retour.

Le *Rhumatisme viscéral* (*arthritis vaga* des Allemands), consiste ordinairement dans ces douleurs vagues qui siégent à la tête, au thorax, à l'abdomen, toujours avec le triste privilége de se déplacer et d'envahir subitement tantôt un point, tantôt un autre.

Cette forme de rhumatisme, en raison de son siége, produit souvent des désordres fonctionnels dans l'organe ou l'appareil dont elle a envahi les parois ; elle simule quelquefois assez bien, dit M. Gaudet, une irritation péritonéale. J'ai, dans un cas de ce genre, vérifié la vérité de cette assertion : la vivacité des douleurs était telle qu'une péritonite semblait à craindre, si le calme du pouls n'avait éloigné cette idée. Chez ce malade dont le rhumatisme siége parfois à la tête et quelquefois aux épaules, cette crise avait eu pour cause une course en voiture découverte par une température assez froide. On trouve fort souvent ici, comme d'ailleurs dans toutes les formes du rhumatisme, à invoquer l'action occasionnelle du froid. Certaines douleurs à forme *paroxystique* (sternalgie ou cardialgie souvent) chez des personnes d'une vive sensibilité, rentrent aussi dans notre sujet, quoique les phénomènes en soient souvent difficiles à définir.

Dans ces sortes de rhumatismes, les bains doivent être pris fort courts, d'abord mitigés et chauffés, avec affusions, et fréquemment suspendus. Toutefois leurs effets, qui ne sont pas sûrs, sont aussi parfois très-lents ; il seront d'autant plus marqués qu'on sera plus loin de l'époque des crises et qu'il y aura en même temps à redonner du ton aux forces générales affaiblies.

Il arrive souvent, aux bains de mer, dans ces affections, des déplacements inattendus de la manifestation douloureuse du même ordre que ceux produits spontanément par la nature ; cette *métastase* qui n'est pas rare, n'empêche pas en définitive le bon résultat qu'on doit obtenir de la cure, et réclame seulement dans le mode d'emploi des bains de très-grandes précautions ; citons encore M. Gaudet : « *On conçoit quelle excessive surveillance les bains de mer exigent dans ces cas, quant à leur durée et quant à l'époque de la journée et aux conditions atmosphériques où ils sont pris, et avec quelle rigueur il est important d'obtenir des baigneurs de bonnes et même de puissantes réactions* (p. 324). »

γ. Névralgie sciatique.

La *Névralgie sciatique*, cette affection si commune, est une des localisations les plus fréquentes du rhumatisme. C'est à ce titre que nous en dirons un mot ici. Tant que cette névralgie dure avec une certaine acuité, il serait imprudent de vouloir la combattre par les bains de mer qui, dans ces cas ne feraient qu'exaspérer les douleurs. Mais si la maladie est ancienne et que la douleur soit amortie, le malade affaibli pourra trouver encore dans la pratique de la mer un moyen puissant de rétablissement.

Nous n'avons qu'à louer la sage réserve qui a dicté le passage suivant de M. Gaudet, à propos de la névralgie sciatique, réserve applicable, il le dit bien, aux autres névralgies des membres :

« On ne saurait assez dire que, pour pratiquer les bains de mer dans toutes les névralgies des membres, *une belle saison, les heures de la journée voisines du zénith solaire, des bains très-courts* et *des repos fréquents*, dans le but d'examiner les effets obtenus, sont des conditions rigoureusement nécessaires. La violation de ces règles, à notre su, a coûté de vives souffrances à plusieurs de ceux qui l'ont commise. »

Cette dernière phrase amène naturellement le lecteur au chapitre des *rhumatismes survenus pendant la saison*, chez les baigneurs, soit par le seul fait de leur habitation sur les côtes, soit par l'usage intempestif des bains de mer.

Ces accidents se produisent dans les saisons à températures variables, à vents froids, et se développent surtout dans les muscles (torticolis, lumbago, etc.). Il est facile de prévoir que de pareilles conditions donnent aux résultats des bains une grande variabilité et une grande incertitude.

B. *Rachitisme.*

Les enfants affectés de rachitisme n'offrent pas tous les attributs du tempérament lymphatique. Ils sont d'ordinaire d'une constitution faible et languissante : leur colonne épinière est très-mobile, leurs membres, très-grêles. Cette faiblesse est souvent augmentée encore chez les rachitiques par des affections diverses des viscères, au nombre desquelles il faut signaler en première ligne la diarrhée, et quelquefois une bronchite chronique qui simule souvent la phthisie pulmonaire, à tromper le praticien qui ne serait pas sur ses gardes, maladie qui par elle-même ou seulement par ses complications pourrait aisément devenir dangereuse.

Sans parler des enfants qui, venant aux bains de mer pour des motifs divers présentent quelque degré plus ou moins avancé de rachitisme, ceux qui viennent seulement comme rachitiques ont, soit une inflexion de la colonne rachidienne avec des déformations osseuses correspondantes, soit une courbure des os longs, siégeant surtout aux membres inférieurs. Mais, quel que soit le genre de la lésion, le mal est arrivé déjà, en général, à la troisième période, c'est-à-dire à la période de consolidation.

Je dois renouveler ici les conseils de prudence que j'ai déjà énoncés pour d'autres maladies. Ainsi l'influence de l'atmosphère marine qui, après des précautions, est si bienfaisante pour les jeunes rachitiques qu'à elle seule elle peut, en quelques jours, donner une vive vascularisation à ces malades, pourrait, sans des soins spéciaux, leur devenir nuisible.

D'abord chauds et à température décroissante, les bains seront pris froids plus tard, mais toujours extrêmement courts (de 1 à 3 et 4 minutes), suivant la douceur du temps et la force de la vague, de façon à obtenir de bonnes réactions. On y ajoute quelquefois soit des immersions, soit des affusions. Les bains trop longs leur sont généralement contraires. On se trouve même quelquefois mieux, comme le voulait Floyer, comme l'indique aussi M. Gaudet, de ne donner aux plus faibles d'entre eux qu'un bain tous les deux jours. On se trouve bien aussi de douches données le long de la colonne vertébrale dans les déviations simples des rachitiques. La gymnastique pour ce genre de malades est un auxiliaire à la fois utile et agréable.

Les effets secondaires sont souvent très-marqués chez les rachitiques ; si parfois une maladie intercurrente leur fait perdre le bénéfice d'une précédente saison, l'année suivante une nouvelle cure les fait arriver quelquefois à une complète guérison ; d'autres fois il faut plusieurs saisons pour obtenir ce résultat. Quant aux grandes jeunes filles, aux femmes adultes qui viennent prendre les bains de mer pour des déviations du rachis, la dose des bains de mer et des exercices peut leur être permise bien plus largement ; il faut seulement en graduer la durée suivant l'énergie des réactions et espérer, bien entendu, obtenir de bons effets, surtout au point de vue de la santé générale et des forces.

C. *Troubles de la menstruation.*

Ces troubles sont de plusieurs ordres : ils surviennent en effet,

α. Lors de l'établissement de la menstruation
β. Lors de sa cessation.
γ. *Ménorrhagie* } dans l'intervalle.
δ. *Aménorrhée* }
ε. *Dysménorrhée* }

α. Troubles de la menstruation, lors de son établissement.

L'époque de l'établissement d'une fonction aussi importante que la menstruation est souvent marquée, chez la femme, par des dérangements de plusieurs sortes, au premier rang desquels figurent ceux de la fonction menstruelle. Ces écarts des règles, les mêmes d'ailleurs que ceux qui affecteront la femme, tant que durera le temps d'exercice de cette fonction, ont encore, lors de la première menstruation, une irrégularité, une intermittence dans leur manifestation qui donne sur eux bien plus de prise à la thérapeutique. Le jeune âge des malades est aussi une condition excellente pour la promptitude et la sûreté de la guérison.

La nature des troubles de la menstruation qui surviennent, lors de son établissement, chez des sujets jeunes, à réactions prononcées, les rend très-accessibles aux bons effets des bains de mer. Aussi voit-on, sous leur heureuse influence, les règles venir irrégulièrement d'abord, puis régulièrement, et bientôt toutes les fonctions s'exercer de nouveau avec leur régularité ordinaire. Chez quelques jeunes personnes délicates, peu habituées à la mer, il sera bon parfois de commencer par quelques bains de mer chauds, à température décroissante, et bientôt on pourra les conduire à la mer; les premiers bains seront pris très-courts; on permettra ensuite, suivant la force, etc., etc., des bains un peu plus longs, mais de manière à ne pas dépasser 7 à 8 minutes.

6. Lors de la ménopause.

A cette époque, des dérangements nombreux s'opèrent dans la santé des femmes, et parmi ces dérangements viennent, au premier rang, des troubles divers dans la menstruation. Il faut se défier, dit Astruc avec une grande raison, des règles qui persévèrent après cinquante ans. Trop souvent, en effet, ces prétendues époques sont symptomatiques d'affections organiques de l'utérus. Mais ces troubles existent aussi indépendamment de toute maladie organique, et par le seul fait de la cessation prochaine de la fonction menstruelle. Ces dérangements du flux périodique peuvent, à leur tour, causer d'autres troubles plus ou moins graves dans la santé. Ainsi des pertes considérables de sang amènent parfois dans toute l'économie un état d'affaiblissement, d'épuisement, qui peut aller jusqu'à compromettre l'existence. Les perturbations sont bien moins marquées, si le sang, au lieu de couler en trop grande abondance, cesse au contraire de paraître aux époques ordinaires et ne se montre plus que tous les deux, trois et même tous les six mois. Il en résulte parfois de la céphalalgie, laquelle est quelquefois assez opiniâtre, mais dont on triomphe d'autres fois aisément, ainsi que j'en ai vu des exemples. Les phénomènes nerveux qui apparaissent alors sous des formes diverses résistent davantage à l'action des bains de mer, et quelquefois s'exaspèrent sous leur influence.

Je crois que les femmes qui perdent moins que de coutume feront mieux de ne pas prendre de bains de mer;

si rien dans leur santé générale ne leur en fait une loi. Elles sont alors plus sujettes aux céphalalgies, et les bains de mer peuvent en produire de fort violentes.

Mais celles qui, perdant beaucoup de sang, ont vu leurs forces s'affaiblir beaucoup, des névralgies survenir, souvent même d'autres accidents encore, pourront prendre les bains avec quelque profit ; seulement il faudra certaines précautions : toujours des bains courts, des immersions et des affusions aussi, dans le cas de névralgie ; il est nécessaire de s'abstenir de bains au moment où la perte de sang est considérable, se tenir tout à fait au repos, et au besoin, réclamer l'intervention médicale. Les bains bien pris par ce genre de malades produisent parfois des résultats très-avantageux.

γ. Ménorrhagie.

Ce trouble de la fonction menstruelle ne se présente pas toujours sous la même forme ; ainsi il y a ménorrhagie, soit que les règles venant en leur temps, le sang répandu soit en trop grande quantité, soit que l'époque dure plus longtemps, soit enfin que l'intervalle des époques diminue.

Les jeunes filles et les femmes, qui éprouvent ces accidents, sont considérablement affaiblies : elles sont pâles, languissantes, tristes, peuvent à peine marcher ; elles sont en proie à des douleurs variables et aussi à un dépérissement graduel ; la sensibilité de leur système nerveux s'exalte d'autant plus qu'elles s'épuisent davantage.

Dans cette occurrence, les bains doivent être pris courts (5 minutes au plus), en ayant soin de ne pas agiter la malade ; si les ferrugineux n'ont pas été pris avec une certaine persévérance, il sera utile de les faire continuer même pendant la cure des bains, jusqu'à ce que les accidents soient définitivement enrayés.

Si la ménorrhagie n'a pour cause qu'une débilité générale ou locale, on peut par cette pratique, arriver vite à remonter les forces des malades, et par suite à rétablir dans un juste équilibre les fonctions menstruelles. Seulement cette amélioration ne saurait être que progressive ; pour être complète, elle a parfois besoin de deux saisons. Quelquefois les ménorrhagies, ainsi que j'en ai observé un cas remarquable en 1860, ont lieu à des intervalles si rapprochés qu'il ne faut pas perdre un seul jour dans l'intervalle : un des premiers bénéfices est de voir s'éloigner l'apparition de l'époque suivante.

Dans quelques cas, la ménorrhagie a cessé ; les femmes ne viennent aux bains de mer que pour réparer leurs forces, et calmer leur système nerveux que surexcite l'*aglobulie*. En pareille circonstance, les malades obtiennent généralement des effets marqués et rapides de bains bien pris, quelquefois avec affusions, si les symptômes nerveux siégent au vertex ou aux régions cervicales, bains courts d'ordinaire, en un mot, dans la mesure de leur puissance de réaction.

δ. Aménorrhée (suppression et diminution).

Nous avons déjà parlé de ce trouble de la menstruation au moment où cette fonction commence et où elle finit.

Dans l'intervalle, elle peut se supprimer dans bien des cas différents : une émotion trop vive, de peur, par exemple ; les mains et les pieds mis dans l'eau froide, à une époque ; une maladie sérieuse et un peu longue ; des couches pénibles ; une série de retards dans les périodes menstruelles, datant quelquefois de l'établissement même de la menstruation : voilà quelques-unes des circonstances qui se sont présentées à notre observation.

Il est facile de comprendre que l'efficacité des bains de mer sera d'autant plus grande que l'affection sera plus récente, et que l'organisme en aura moins souffert et aura moins eu le temps de s'y habituer.

Seulement il n'y a pas d'inconvénient, il n'y a qu'avantage à prescrire les bains de mer, même pour celles qui ont peu de chances de voir leurs règles revenir ; car, en tout cas, leur santé générale tirera profit de la cure des bains de mer.

Quand l'aménorrhée est accidentelle et ne date pas de loin, les chances de guérison sont grandes et ne se font généralement pas longtemps attendre.

Parfois l'aménorrhée amène des troubles dans les diverses fonctions (céphalalgie, dyspnée, palpitations), dans diverses régions (douleurs de reins, de l'hypogastre, etc.), troubles qui disparaissent dès que les règles ont reparu, sous l'influence de la médication marine.

ε. Dysménorrhée (dépravation).

Cette variété de troubles qui est la *difficulté* de l'exercice de la fonction, se traduisant soit par la douleur, soit par des retards, s'accompagne souvent de phénomènes nerveux ; toutefois les désordres primitifs sont des *coliques* que l'on dit alors *menstruelles* ;

Des *altérations* plus ou moins marquées du *sang menstruel* (*leucorrhée*); des *déviations* de la fonction menstruelle vers d'autres appareils ;

On donne aussi ce nom aux troubles nerveux qui, chez certaines femmes, accompagnent l'apparition des règles.

Ces accidents ne se présentent pas toujours chez des personnes délicates et nerveuses ; on les remarque quelquefois chez des femmes d'une constitution robuste.

Dans tous les cas, les bains de mer sont éminemment utiles et ramènent souvent la fonction périodique à son état normal.

Comment faudra-t-il donc les administrer dans ces cas ? De manière à produire de bonnes et faciles réactions, c'est-à-dire, *très-courts,* et même d'abord chauffés, pour les personnes délicates, un peu plus longs, surtout à mesure qu'on s'avancera davantage dans la saison, pour les personnes plus robustes, mais ne pas dépasser 6 minutes, avec affusions ou au moins immersions réitérées.

On voit bientôt, à la première époque, le flux paraître avec beaucoup moins de difficultés et des dérangements moindres dans la santé ; les phénomènes nerveux parfois ont disparu ; d'autres fois il se montrent encore, mais plus affaiblis. Ajoutons que quelquefois pourtant les *crises nerveuses* ne cèdent pas du tout aux bains de mer ; nous en avons déjà fait plus d'une fois la remarque : les effets sédatifs que l'on obtient des bains de mer, dans certaines affections spasmodiques, sont loin d'être *constants* ; parfois ils sont très-réels, mais souvent, au lieu de la sédation qu'on espérait, il survient une exaspération qui exige une suspension temporaire ou définitive. Quelquefois enfin, il faut le dire, les bains de mer produisent ces troubles chez des personnes qui n'en avaient jamais présenté auparavant.

D. *Maladies générales (altération du sang).*

1° Anémie (hydrémie, oligaimie, hypémie).

Cette maladie, sans doute la chloro-anémie de M. Nonat, caractérisée par l'appauvrissement du sang, peut se rencontrer et chez les enfants, et chez les adultes, surtout chez les femmes. Elle se développe dans les circonstances suivantes :

Chez les enfants, où je l'ai observée le plus souvent 13 fois sur 15, disais-je au commencement de 1857, 19 fois sur 21 observations que j'ai prises depuis lors, quand ils devaient le jour à des *parents d'une santé délicate,* qu'ils étaient d'un *tempérament nerveux ou lymphatique*, ou *lymphatico-nerveux*, et souvent aussi d'une *constitution chétive;* à l'*âge où la croissance* est en pleine activité, car la moyenne des 13 cas observés par moi est de 9 ans et demi ; elle est de 10 ans à peu près sur les 19 cas que j'ai recueillis depuis ; lorsque, par suite des idées contraires à l'hygiène qui prédominent aujourd'hui, les enfants ont été soumis à l'influence énervante des *excès de travaux intellectuels*, tous les jours, et cela, pendant longtemps ; lorsque, dans une maladie grave, ils ont éprouvé des *déperditions sanguines* considérables, s'ils ont seulement parcouru les phases d'une *maladie longue et grave*, et d'une *diète* forcément *prolongée*, à la suite de laquelle ils sont à peine en *convalescence;* parfois à la suite des fièvres intermittentes ; quelquefois enfin, même chez un enfant, le vif *chagrin* causé par la perte d'une personne chère occasionnait un ralentissement marqué dans l'exercice des fonctions, surtout nutritives, et amenait par suite une véritable anémie ; sur 21 anémiques que j'ai observés depuis 1857, 19 étaient des enfants ; des deux autres, l'une, une dame de 27 ans, légèrement anémique, à la suite de plusieurs couches pénibles, éprouva un très-grand bien d'une seule saison de bains ; l'autre, un monsieur, de 32 ans, marié depuis 2 ans, anémique depuis 2 ans aussi, avec affaiblissement général et allanguissement de toutes les fonctions, état que, d'après nos investigations, nous dûmes rapporter à des excès de coït, ne séjourna que 15 jours environ à Trouville et n'obtint de cette demi-saison qu'un résultat à peu près nul.

Chez les femmes, un accouchement récent, des chagrins multipliés et prolongés agissant sur une santé fort délicate produisent l'anémie ; les femmes mariées trop jeunes, ou dont les couches ont été rapprochées, ou qui se sont imposé, malgré la délicatesse de leur santé, les dures et assujettissantes fatigues de l'allaitement, peuvent aussi devenir anémiques. Certaines anémies dont la cause est simple pourtant passent inaperçues, parce que la cause a agi à une époque reculée ; en voici un exemple frappant :

Une jeune enfant de 8 ans environ me fut amenée par sa mère, en août 1852, pour une *maladie d'estomac*, me disait-elle ; comme l'enfant ne présentait aucun des symptômes ordinaires des affections gastriques, j'insistai sur les antécédents, et parvins à découvrir que dans la première enfance de la malade, vers l'âge de 2 ans, une application de sangsues assez abondante avait été faite pour une attaque grave de convulsion ; la mère, retrouvant ses souvenirs, fit alors la remarque qu'à partir de ce moment-là la santé de l'enfant avait toujours laissé à désirer. Examinant ensuite la jeune malade, j'auscultai le cœur et reconnus facilement un bruit de souffle doux au premier temps. J'avais évidemment affaire à une *anémie* dont le début remontait à l'âge de 2 ans et avait sa source dans l'application des sangsues qui peut-être avait sauvé l'enfant, mais qui avait laissé, comme on voit, des traces bien profondes dans l'organisme. La mère, effrayée d'abord, se rassura bientôt, surtout quand elle vit au bout de quelques semaines la santé de sa fille s'améliorer rapidement sous l'influence combinée des bains de mer et de l'eau de Spa.

On connaît, et nous ne les décrirons pas, les caractères de l'anémie portée à un haut degré d'intensité. Avons-nous besoin de dire que les anémiques qui viennent redemander la santé aux bains de mer ne présentent pas tous ces symptômes, mais quelques-uns seulement et à un moindre degré?

L'indication des bains de mer n'est jamais plus formelle que chez les malades de cette catégorie : il faut seulement bien graduer le moyen et en approprier l'emploi à la diversité des cas qui se preséntent. Ainsi plus un enfant sera faible, plus le bain devra être court ; dans certains cas, il devra être chauffé d'abord, et même mitigé au besoin ; mais peu à peu les bains (à la mer) pourront être pris, seulement ils seront toujours assez courts et ne devront pas dépasser 3 à 4 minutes, pour avoir une bonne et suffisante réaction, qu'on favorisera d'ailleurs par les moyens accessoires que nous indiquerons en temps et lieu. Il vaut mieux parfois ne faire prendre à certains enfants de cette catégorie des bains que tous les deux jours, sous peine d'avoir une excitation trop forte et des accidents qui réclament une suspension de plusieurs jours. Si les enfants ont une grande faiblesse musculaire, il nous semble très-rationnel, ainsi que l'a indiqué M. Gaudet, de joindre aux bains de mer l'action de la douche en arrosoir dirigée sur le rachis et les membres.

Comme chez les enfants, il faudra pour les femmes débiles faire commencer la cure par des bains de mer chauffés, à température doucement décroissante; dès qu'elles iront à la mer, les bains seront pris très-courts, surtout les premiers (pas plus de *deux* minutes). Je ne pense pas d'ailleurs qu'on puisse, non pas prescrire avec avantage, mais même par prudence permettre deux bains par jour, à une certaine époque de la saison, même en les séparant par des intervalles suffisamment écartés.

Les premiers effets des bains, chez les malades de cette catégorie se traduisent assez vite par l'augmentation de l'appétit, l'amélioration des digestions et le développement progressif des fonctions nutritives; de là, accroissement des forces, meilleur sommeil, activité plus grande, disparition des phénomènes nerveux, en un mot, exercice plus régulier de toutes les fonctions; de là aussi coloration et transparence plus marquées du teint. L'activité imprimée à l'organisme par ce bien-être sollicite un exercice plus développé, qui devient à son tour cause d'un surcroît d'appétit et d'un accroissement nouveau des forces assimilatrices. On comprend dès lors combien, pour les enfants, il est avantageux en pareil cas de joindre aux avantages de la cure ceux de la pratique bien entendue des exercices gymnastiques. La réunion de ces éléments de succès produit des résultats fort remarquables.

Il est des idiosyncrasies, M. Gaudet l'a remarqué, qui ne sauraient permettre l'emploi le plus méthodique des bains de mer. Depuis 1857, j'en ai rencontré deux cas, un en 1857, chez un enfant de 12 ans, anémique et sujet à de fréquentes éruptions à la peau, qui ne put supporter les bains de mer, même en les faisant alterner avec des bains d'eau de son ; l'autre, en 1861, chez une jeune dame anémique aussi et d'une susceptibilité intestinale excessive, qui, après avoir eu beaucoup de peine à s'acclimater au bord de la mer, se trouva ensuite merveilleusement bien de la respiration de l'air marin durant 4 mois, mais essaya vainement de s'habituer aux bains de mer ; elle prit alors avec grand avantage, tous les deux jours, un bain gélatineux et alcalin. Sur les 12 enfants *anémiques* dont j'ai pris l'observation, trois fois le succès de la cure des bains a été amoindri par une surexcitation nerveuse qui a motivé une suspension temporaire ou définitive.

Les transformations vraiment extraordinaires de la santé ne se montrent pas chez les adultes comme chez les enfants; mais les bons résultats des bains de mer n'en sont pas moins très-dignes d'attention, chez les femmes, par exemple, qui ont été affaiblies par des couches successives et qui retrouvent, grâce à l'air marin et aux bains de mer, une fraîcheur et une santé nouvelles.

2° Chlorose.

Cette maladie, si commune chez la femme, depuis la puberté jusqu'à l'âge critique, et sur laquelle les bains de mer exercent en général une influence si favorable, offre à considérer plus d'une particularité digne de fixer notre attention.

Sans parler des trois degrés que parcourt cette affection si complexe, — chlorose commençante, chlorose confirmée et cachexie chlorotique, — la prédominance des symptômes se porte tantôt sur l'appareil cérébro-spinal, tantôt sur le tube digestif, tantôt sur l'appareil utérin, tantôt vers le cœur, modifications qui ont motivé quatre variétés de chlorose de la part des auteurs du *Compendium*, classification justifiée par l'observation, mais dont l'importance pratique ne fournit aux bains de mer que des données secondaires et qui ont trait à la manière d'administrer ces bains.

L'établissement de la menstruation est une époque où le développement de la chlorose est très-fréquent ; c'est aussi le moment où cette affection se montre le plus ordinairement simple, ce qui la rend aussi plus aisément curable; on l'appelle *chlorose de la puberté ;* les symptômes divers dont la prédominance fournit quatre groupes à la symptomatologie, sont plus rares et moins prononcés. Un phénomène analogue se passe à l'époque de la ménopause; c'est dans cette période qu'apparaît souvent chez la femme cet ensemble de symptômes que Canstatt appelle *chlorose de l'involution*, source des mêmes accidents et des mêmes dangers que lors de la puberté, réclamant les mêmes soins et les mêmes remèdes, avec quelques chances de plus de maladies (c'est l'époque de la vie où se montrent surtout les affections organiques) et quelques chances de moins de guérison, en raison même de l'âge qui amoindrit la force de réaction et l'énergie de la nature médicatrice.

Une division plus pratique des différentes variétés de la chlorose, celle qui permet le mieux au premier abord de préjuger ses chances de guérison, est celle qui les sépare en deux groupes : *chlorose simple* et *chlorose compliquée*.

Sur 27 cas de chlorose dont j'ai pris l'observation, de 1851 à 1857, 9 fois seulement elle a été *simple*, presque toujours chez des jeunes filles ; les autres fois, chez de jeunes femmes : non pas qu'il n'y eût ni trouble menstruel, ni phénomène nerveux, ni perturbation des autres fonctions ; seulement ces divers symptômes n'étaient ni intenses ni persistants.

Sur 30 chlorotiques que j'ai observées depuis 1857, 10 fois la chlorose était simple, la même proportion que précédemment ; 12 fois, elle était compliquée de maladie de l'utérus ; 4 fois, de névralgies diverses ; 2 fois, d'affaiblissement, suite de couches ; 1 fois, de rhumatismes ; enfin 1 fois de toux et d'amaigrissement.

Dans tous ces cas, les bains de mer pris dans les conditions ordinaires, sans précautions spéciales, avec le soin seulement de les prescrire plus courts aux personnes très-délicates, donnèrent à la fin de la saison des résultats satisfaisants. Cette amélioration plus ou moins considérable présenta cette particularité d'être d'autant plus marquée que la malade était d'ailleurs dans des conditions de santé meilleures. Dans quelques cas, assez rares.

d'ailleurs, la réaction est assez difficile à obtenir, et demande des soins et des précautions particulières.

Mais un plus grand nombre de chloroses étaient *compliquées* : de toutes les complications, la plus commune était une *affection utérine*, leucorrhée simple le plus souvent, d'autres fois accompagnant des granulations ou des ulcérations du col utérin. Deux fois sur vingt-sept, la fonction menstruelle avait dégénéré jusqu'à la ménorrhagie.

Dans ces faits encore, l'influence heureuse de la saison des bains fut en général très-remarquable, sans être tout à fait aussi complète que pour les cas de chlorose simple ; une seule fois j'ai noté : *pas d'amélioration*. C'était une dame allemande lymphatique et délicate au dernier point, et soumise depuis deux ans par son médecin à un régime de purgatifs *aloétiques* très-fréquemment répétés, d'où résultaient des périodes d'une abondance extrême qui faisaient reperdre, chaque mois, tout le terrain qu'on avait regagné dans l'intervalle; je ne vis cette dame que pendant deux semaines environ.

10 fois sur les 12 cas de chlorose compliquée d'affection utérine, les bains de mer ont produit une grande amélioration ; dans deux cas seulement, en 1857, je marquai le résultat par un point d'interrogation. Dans un de ces deux cas, les bains ont été mal pris au début ; mais dans le second, ils ont été pris avec toutes les précautions possibles.

Deux fois seulement j'eus à diriger la cure de deux chlorotiques qui, outre une leucorrhée abondante, avaient de fréquents dérangements d'intestins. Cette *susceptibilité intestinale* ne fut pas pour nous une raison de défendre les bains de mer, mais seulement de les diriger avec plus de réserve, avec des suspensions plus fréquentes et une durée plus courte.

Avec ces simples précautions, les résultats obtenus furent aussi marqués que si la chlorose avait été simple. Pour cette série de malades, les effets secondaires furent très-remarquables, parce que l'intégrité des fonctions digestives une fois obtenue imprima assez vite, par une assimilation plus complète, à tout l'organisme une plénitude de force et d'activité qu'on n'eût pas cru pouvoir en espérer.

Les effets ne furent pas, à beaucoup près, aussi brillants chez les jeunes malades dont la chlorose se compliquait seulement d'*état nerveux* ou de *névralgies*.

Quatre fois, sur les cinq observations que j'ai prises, j'ai obtenu une amélioration *très-peu marquée;* il est vrai de dire que trois fois sur cinq l'insuffisance des résultats provint, avant tout, de la manière vicieuse ou abusive dont les bains de mer étaient pris. Je ne fus consulté qu'à la fin de la cure ; quelquefois pourtant, par des conseils même tardivement donnés, je pus obtenir encore une amélioration sensible.

Sur les quatre nouveaux cas compliqués de névralgies, deux fois les bains à la mer réussirent bien; dans le troisième, les bains furent mal supportés, mais l'air marin respiré plusieurs mois durant produisit une très-grande amélioration; dans le quatrième, moins heureux, il survint une gastralgie très-vive qui força de suspendre la cure; c'était en 1860, et par un temps très-défavorable.

D'ordinaire, on commence la cure à la mer par des bains très-courts, de 1 à 2 minutes, quelquefois une simple immersion, en choisissant le temps et l'heure de la journée, bains qui ne doivent pas dépasser, en général, de 5 à 6 minutes.

Il n'est pas rare (j'en ai été témoin plus d'une fois et j'en parlerai plus au long dans un autre chapitre) de voir la transgression de ce précepte plus ou moins sévèrement punie.

Les autres complications de rhumatisme, d'affaiblissement et de toux, n'empêchèrent pas les bons résultats des bains de mer de se développer de plus en plus dans la santé générale qui s'affermissait, pendant que disparaissaient les complications qui étaient venues se greffer sur la chlorose.

Il faut souvent plus d'une saison pour obtenir la guérison complète de la chlorose, d'autant plus que la régularisation de la fonction menstruelle met toujours un assez long temps à se compléter.

Chez quelques malades affectées d'une chloro-anémie légère, mais délicates et tourmentées par une toux spasmodique plus ou moins fréquente, la médication marine, recommandée avec timidité, en raison des craintes que faisaient naître les symptômes qui se montraient du côté des voies respiratoires, a fini pourtant par produire d'excellents résultats : j'ai vu trois fois les bains de mer faire cesser des toux opiniâtres qu'un très-grand nombre de moyens n'avaient pu arrêter, et les malades qui semblaient vouées à une mort prochaine, reprendre dès lors une santé florissante qui, depuis, ne s'est pas un instant démentie.

3° Cachexies.

Il faut dire un mot d'un sujet dont la médecine actuelle s'occupe peu, et qui ne manque pourtant pas d'importance.

Si sévère qu'on soit à l'égard des exagérations de Galien et de Bordeu, par exemple, qui ont multiplié outre mesure et sans raison les espèces de cachexies, on ne peut se refuser à en reconnaître l'existence, à en apprécier les caractères, à la suite d'un certain nombre de maladies chroniques qui ont imprimé à l'économie des modifications profondes.

Je citerai les cachexies, soit paludéennes, soit syphilitiques, soit hydrargyriques, soit scorbutiques, dont personne, je crois, n'aura la pensée de nier l'existence, et je le ferai pour celles-là de préférence, parce que j'ai été à même d'en observer des exemples et que j'ai constaté sur elles les effets des bains dont je vais parler maintenant.

Il n'est nullement utile, d'ailleurs, de faire un chapitre spécial pour chaque espèce de cachexie. La médication marine, en effet, s'adresse à un élément commun de toutes ces cachexies, je veux parler de cet *état de langueur* de toutes les fonctions, qui est un des caractères principaux de la maladie, commun à tous les cachectiques, caractère qui persiste encore après la guérison de l'affection qui a amené le cachexie ; on comprend d'ailleurs que, suivant la gravité de l'état cachectique, la cure des bains se fera, soit quand cet état domine encore l'économie, soit seulement dans la convalescence. Enfin je ne citerai que pour mémoire des cachexies paludéennes avec bronchite chronique grave qu'on envoyait, je ne sais trop pourquoi, au bord de la mer. Les éloigner, en leur prescrivant tout le cortége de la médication tonique, était tout ce que nous pouvions faire.

Dans tous ces cas, la médication marine n'est considérée par nous que comme un auxilliaire, fort utile parfois, de la médication tonique (fer, quinquina, amers analeptiques, toniques hygiéniques), qui reste toujours le traitement le plus efficace contre l'état de dépérissement dont il est ici question.

On sait quelle difficulté il y a parfois à tirer l'organisme de la cachexie que cause le miasme paludéen : or, une fois la cause du mal combattue et supprimée, tout n'est pas fait ; il faut encore ranimer les fonctions délabrées, surtout les fonctions assimilatrices dont l'amélioration importe tant au rétablissement de toutes les autres. Dans le cas où le malade habitant dans le pays, s'est trouvé tout le temps de sa maladie sous notre direction, les toniques (quinquina et fer en tête) ont précédé l'administration des bains. D'autres fois, les malades nous ayant été adressés seulement pendant la saison d'été, s'ils n'avaient pas été soumis à une médication tonique suffisante, commençaient ou continuaient un traitement fortifiant en même temps qu'ils prenaient les bains de mer. J'ai toujours vu dans ces cas, et surtout dans le premier, la convalescence marcher avec une rapidité à laquelle je n'étais pas habitué avant l'emploi de ce puissant auxiliaire.

Dans certains cas, (et c'étaient ceux où la faiblesse de l'organisme était trop grande encore), les bains n'étaient pas bien supportés, même très-courts, même chauffés et il fallait les suspendre, sous peine de voir l'état général s'aggraver. Qu'on ne se méprenne pas d'ailleurs sur mon opinion à ce sujet : je considère, dans ce cas, le bain de mer simplement comme un *adjuvant très-utile*, mais d'un ordre secondaire. Ce qui le prouve, c'est que s'il y a encore des accès de fièvre, c'en est assez pour compromettre la cure des bains de mer. Pour réussir, il est essentiel que les accès de fièvre aient cessé depuis plusieurs mois, et encore la sécurité n'est complète à cet égard qu'une fois l'épreuve faite et suffisamment prolongée.

Quelquefois il suffit d'une saison pour obtenir un mieux très-marqué et arriver peu après à une guérison parfaite ; d'autres fois, il est nécessaire de faire une seconde saison.

Dans certains cas qui se rapprochent du sujet dont il s'agit maintenant, je veux parler des personnes affectées d'obstruction du foie ou de la rate, et quelquefois de ces deux organes ensemble, avec douleur hépatique et *teint cachectique*, l'action bienfaisante des bains de mer ne fut pas moins évidente. Au bout de quelques bains, les réactions se faisant bien, l'amélioration commença ; puis l'engorgement des viscères abdominaux diminua, leur sensibilité disparut et le retour des caractères de la santé attesta les bienfaits d'une saison complète.

E. Maladies cérébro-spinales.

Il est facile de comprendre que les bains de mer ne doivent pas intervenir dans la période active de ces maladies. On le sait, tout mouvement fébrile est une contre-indication formelle à la cure des bains de mer. C'est donc seulement après que les maladies des centres nerveux ont parcouru leurs phases d'activité, qu'il est permis de songer à utiliser les bains de mer pour réparer les désordres généraux ou locaux qu'a produits la maladie.

C'est dans ces conditions que l'hémiplégie, la paraplégie reçoivent de la cure des bains de mer une influence favorable.

C'est dans des circonstances analogues que j'ai vérifié l'efficacité de la médication marine : le fait vaut la peine d'être raconté.

M. S....., honorable négociant, est atteint, en 1850, d'une affection cérébrale, caractérisée par les praticiens qui le traitèrent de *délire aigu* fort grave, et qui nécessita pendant un temps assez long l'intervention assidue d'une médication intelligente et énergique. Même après la guérison, le malade dut continuer l'usage fréquent de purgatifs, tantôt aloétiques, tantôt magnésiens, ainsi que des applications périodiques de sangsues, tous les 3 ou 4 mois.

M. S... après avoir beaucoup maigri, a vu depuis son amaigrissement diminuer un peu, et c'est pour consolider cette amélioration et l'augmenter encore, que les bains de mer lui sont prescrits. Il vient les prendre à Trouville. Ces bains doivent être fort courts; d'abord de 3 à 4 minutes, avec deux affusions en entrant dans le bain et deux affusions en sortant. Le premier donné dans ces conditions est très-bien supporté ; il recommence le lendemain et les jours suivants, en augmentant un peu la durée du bain jusqu'à 8 à 10 minutes qu'il ne doit pas dépasser.

Vers le troisième ou le quatrième bain, il sent revenir

d'anciennes douleurs lombaires où dorsales qu'il ne ressentait plus depuis longtemps.

Je l'engage à persister, ce qu'il fait, et dès le sixième ou le septième bain, ces douleurs disparaissent pour ne plus revenir.

Et non-seulement ces petits accidents s'effacent : il survient de plus une amélioration de plus en plus marquée chaque jour ; bientôt il n'y a plus de céphalalgie ; le sommeil est calme et réparateur ; l'appétit est en général fort bon ; les selles sont ordinairement régulières ; il y a parfois un peu de constipation, mais de peu de durée. D'autrefois, mais rarement, un peu de diarrhée. Le malade qui était auparavant obligé de faire souvent usage de poudre purgative, n'a pris qu'une seule fois, durant toute la saison, un mélange de rhubarbe et magnésie. Il a pris 32 bains ; repos d'un jour après le quinzième jour.

Avant la saison, la moindre course le fatiguait : déjà vers le milieu de la cure, il peut, sans se lasser, faire des excursions fort longues. Il devient même, à la fin, d'une activité juvénile digne de remarque. Au reste, il semble jouir de la plénitude de la santé, sent en lui la force et la souplesse de ses membres et part non-seulement tout à fait bien portant, mais encore rajeuni. En 1861, j'ai dirigé la cure des bains de mer d'une jeune fille de 5 ans, délicate, lymphatique, qui avait eu une *méningite cérébrale* il y a trois ans (me disait le médecin qui me l'adressait), et qui avait encore fréquemment de la fièvre et de la diarrhée, et de plus assez souvent une douleur à la hanche, avec claudication. — Le résultat du *traitement marin* fut des plus favorables ; l'enfant repartit, le teint rosé et les chairs fermes, avec une santé singulièrement raffermie.

Hémiplégie. — Les hémiplégiques viennent aussi réclamer le bénéfice des bains de mer : mais d'ordinaire c'est à une époque éloignée déjà, plus ou moins, du début de la maladie. Trop tôt ce moyen, même employé avec réserve, surtout chez des sujets jeunes et sanguins, détermine des congestions qui exigent la suspension et parfois même des émissions sanguines.

Plus tard, dans les conditions favorables à l'action des bains de mer, ceux-ci administrés avec opportunité et prudence exercent toujours sur l'économie une action tonique marquée ; ils ont aussi parfois une influence sédative évidente sur les divers accidents névralgiques qui compliquent souvent l'hémiplégie ; mais cette sédation s'obtient moins sûrement ; quelquefois même les bains produisent une exaspération de douleurs telle que la suspension de la cure, temporaire ou définitive, devient indispensable. J'en ai observé un exemple frappant chez un russe paraplégique qui, après une persistance de plusieurs jours, fut obligé de cesser les bains, à cause de l'exacerbation des douleurs sciatiques et crurales que lui causait le bain à la lame.

L'hémiplégie provient-elle d'une affection chronique du cerveau ou de la moelle épinière ? Les effets à obtenir des bains de mer ne sont pas à beaucoup près aussi sûrs ni aussi marqués, et varient suivant la nature ou l'ancienneté de la maladie, suivant l'âge, les forces, etc. des personnes atteintes de cette forme d'hémiplégie.

Il y a des cas plus heureux : tels sont ceux que cite M. Gaudet, page 288, relatifs à deux jeunes hémiplégiques qu'une première année de bains améliora beaucoup, et dont la guérison se confirma et se compléta, l'année suivante, à Dieppe.

Paraplégie. — Les paraplégies qui viennent réclamer le bénéfice de la médication marine sont d'ordinaire des paraplégies incomplètes, de causes diverses, de durée et d'intensité variables, circonstances qu'il faut rapidement passer en revue pour bien apprécier les chances de guérison que peut donner la cure des bains de mer.

L'étude des causes est importante : ainsi les excès de tout genre qui exercent leur action énervante à la fois sur le système rachidien et sur l'organisme tout entier, sont cause d'accidents paraplégiques qui seront plus graves, toutes choses égales d'ailleurs, que ceux qui surviennent par la fatigue d'un ou de plusieurs accouchements, ou sous l'influence de la syphilis, à plus forte raison encore, que les paraplégies de jeunes filles ou de jeunes femmes hystériques.

La nature de la lésion, cause de la paraplégie, exerce une grande influence sur son degré de curabilité : ainsi la présence de lésions anatomiques graves indique toujours une résistance plus grande, quand elle n'est pas invincible, aux médications dirigées contre cette affection.

J'ai signalé, à propos de la durée de la maladie, une opinion dont j'ai fait remarquer moi-même la singularité, mais qui ressortait, je le croyais du moins, des faits que j'avais observés. L'unanimité de la critique, au sein de la société d'hydrologie, en 1856, m'a prouvé que j'avais eu au moins le tort de conclure et que j'aurais dû m'en tenir aux réserves que j'exprimais quand je disais : « Un si petit nombre de faits m'autorise-t-il à tirer des conclusions ? »

Depuis 1857, j'ai observé deux paraplégies infantiles, suites de convulsions, une chez un enfant de 8 ans, paralysé depuis l'âge de 3 ans ; il vint à Trouville, pâle et chétif et marchant avec une béquille, y séjourna trois mois, prenant environ 20 bains par mois, et jouant toute la journée sur la plage ; il partit infiniment mieux portant, coloré et marchant sans béquilles ; l'autre chez un enfant de 4 ans, paralysé depuis l'âge d'un an, très-lymphatique, très-irritable, à jambes grêles, à marche titubante ; il ne séjourna qu'un mois à Trouville, prenant et bains de mer et bains de sable, jouant aussi toute la journée sur le sable, et il repartit, emportant de sa cure un bénéfice général et local très-réel, mais bien moins marqué que l'enfant de 8 ans.

Il ressort bien évidemment de nos observations que le moment où l'action des bains de mer est le plus favorable, dans la paraplégie, c'est celui précisément dans lequel le mal, ayant parcouru toutes ses périodes actives, entre dans la période de réparation. C'est la même opinion qu'a soutenue M. Gaudet, lorsqu'il a remarqué avec grande raison que chez les paraplégiques qui venaient se mettre sous sa direction, *la maladie, après être parvenue à son summum, commençait à rétrograder.*

Les douleurs nerveuses qui accompagnent les paraplégies ne cèdent pas toujours avec la même facilité à l'action des bains de mer. Ainsi, vives et récentes, elles sont parfois exaspérées plutôt que calmées par la pratique de la mer, et souvent alors il devient nécessaire de suspendre la cure. Plus tard, quand les douleurs sont vagues et sourdes, elles obéissent bien mieux à l'influence des bains; un peu exagérées les premiers jours, comme il en arrive pour toutes les douleurs, au bout de six bains environ, elles subissent la sédation quotidienne et progressive de la saison qui se poursuit avec tous ses autres avantages. Seulement, dans les paraplégies il faut toujours surveiller les réactions pour n'avoir pas ensuite à combattre des congestions cérébrales ou rachidiennes. Les affusions administrées avec réserve sont un excellent moyen pour prévenir ces congestions, tandis qu'elles peuvent les faire naître, quand l'administration en a été excessive ou abusive.

Comment faut-il administrer les bains dans la paraplégie? Il est souvent utile de commencer la saison par quelques bains chauffés, excepté quand la température de l'air et celle de la mer sont très-douces, que le malade est fort et vigoureux, et qu'il a déjà l'habitude de l'eau froide.

Bientôt les paraplégiques peuvent être conduits à la mer, et ils supportent bien, malgré leur sensibilité au froid, l'épreuve du bain, même s'il est prolongé, mais pas plus de 8 à 10 minutes. Passé ce terme, on s'expose en général à avoir des réactions incomplètes, et soit à annihiler les bons effets des bains, soit même à en produire de mauvais.

Ajoutons ici le résumé d'un fait que nous considérons jusqu'à nouvel ordre, comme une exception, mais que nous ne devons pas moins consigner pour rendre hommage à la vérité. Il s'agit d'un malade, de 40 ans environ, homme fort et robuste, qui était devenu paraplégique à la suite d'excès de travail intellectuel. Sa paraglégie incomplète datait de 4 ans environ. Son médecin, un praticien distingué des hôpitaux de Paris, M. Piedagnel, prescrivit les bains de mer, dans un tout autre esprit : il ordonna à ce malade qui savait nager, de se livrer tous les jours à cet exercice pendant 40, 50 minutes, et même 1 heure, puis de faire un exercice très-soutenu, spécialement après le bain, de marcher de 4 à 5 heures par jour. J'ai, sinon dirigé, du moins surveillé et suivi avec intérêt cette cure : le résultat, à la fin de la saison, était fort satisfaisant ; j'ignore quels auront pu être dans ce cas les effets secondaires.

Un auxiliaire souvent fort utile des bains dans la paraplégie, est la douche d'eau de mer dirigée le long de la région vertébrale, moyen énergique, qu'il ne faut pas employer au début et qui doit toujours être manié avec réserve.

En 1851, à la fin de la saison des bains, je fus appelé auprès d'un paraplégique qui avait très-bien profité de la première partie de sa saison : mais ensuite il se fit administrer des douches si fortes et si répétées, qu'il survint une congestion assez vive du rachis et de l'encéphale, pour la guérison de laquelle je dus employer une médication active : en tout cas, le malade avait perdu tout le bénéfice de sa saison ; mais une chose plus grave, c'est que les praticiens les moins prévenus peuvent d'un pareil fait conclure que les bains de mer ne conviennent point aux paraplégiques, conclusion que ne saurait justifier en aucun cas même l'abus du moyen.

Une des conditions essentielles pour la réussite d'une

cure de bains à la mer chez les paraplégiques, c'est l'intégrité des fonctions digestives. Nous avons, l'an dernier, dirigé la cure d'une dame, paraplégique à la suite de plusieurs couches fort graves. — Pendant le premier mois, tout se passa fort bien, et l'amélioration augmentait tous les jours d'une manière sensible, lorsqu'un jour, un bain pris trop près d'un repas ayant déterminé une indigestion, détermina dans les fonctions digestives un trouble qui fut très-long à apaiser, et qui, non-seulement empêcha tout nouveau progrès, mais encore fit reperdre à la malade presque tout le bénéfice qu'elle avait retiré de la première partie de la saison.

Un des premiers effets des bains de mer que les paraplégiques éprouvent est le retour de la fonction vésicale, si elle a été aussi paralysée; puis les fonctions digestives s'exercent de mieux en mieux. Les membres paralysés et même le rachis sont le siége de crampes, de douleurs très-mobiles, quelquefois même de vraies secousses qui annoncent le réveil de la sensibilité engourdie; les pieds dès lors se réchauffent mieux, les reins sont plus forts; tout le corps, en un mot, éprouve une influence salutaire de la cure des bains.

A la fin de la saison, on remarque chez les paraplégiques, outre l'amélioration de la santé générale, une assurance plus grande dans leurs mouvements et une solidité de leurs jambes de plus en plus grande, et parfois une sédation marquée de leurs douleurs, phénomène d'ailleurs qui est loin d'être constant.

Quelquefois une seule saison de bains suffit pour guérir une paraplégie; d'autres fois les malades doivent venir à la mer plusieurs années de suite ; chaque fois ils re-

reviennent les forces générales augmentées et la solidité des membres inférieurs accrue.

Quant aux lésions diverses de la vue résultant d'altérations des centres nerveux, la nature de leurs causes ne les laisse point participer à l'action thérapeutique des bains. M. Gaudet, qui y consacre un court chapitre, n'a constaté aucun résultat favorable. N'ayant eu l'occasion d'observer aucun fait de ce genre, je n'en dirai pas davantage sur ce sujet.

F. Maladies mentales.

Si les ressources réelles que les bains de mer offrent à la thérapeutique des maladies cérébro-spinales, ne s'obtiennent que difficilement et en prenant toute espèce de précautions, que dirai-je de l'application de la médication marine au traitement des maladies mentales !

Dans ce genre de maladies, le traitement moral doit primer de beaucoup tous les autres, et le bain de mer n'est qu'un auxiliaire parmi les moyens hygiéniques et thérapeutiques que réclament parfois certaines formes de l'aliénation.

Quand on songe à la facilité avec laquelle le bain de mer, pris avec toutes les précautions voulues, produit de la congestion sanguine à la tête, il est aisé de comprendre avec quelle réserve il faut user de ce moyen dans des affections où l'afflux du sang vers l'encéphale est tellement à craindre.

Ma réserve sera d'autant plus grande dans cette question que mon expérience personnelle a été plus limitée. Si les résultats dont j'ai été témoin ne m'ont pas du tout semblé encourageants, je ne veux pas en conclure qu'il doive en être toujours ainsi ; mais chacun doit dire ce qu'il a vu. Dans deux cas de monomanie commençante que j'ai observés, l'air marin et les bains de mer me parurent exercer sur les malades une action excitante, assez inquiétante pour que j'aie cru nécessaire et dû prescrire le départ immédiat.

Que disent les auteurs à ce sujet ? En général, ils sont assez peu explicites et d'un vague qui ne permet guère de les mettre à profit. Le plus souvent on trouve une simple affirmation qui procède, non de leur propre observation, mais d'auteurs qu'ils citent sans texte à l'appui. On ne peut non plus élucider cette question par des allégations aussi manifestement erronées que celles énoncées à ce sujet par le docteur Blot, p. 77.

Dans le traitement de la lypémanie ou mélancolie avec délire, Esquirol, sans parler des bains de mer, vante les bons effets des bains froids, t. I, p. 480, et il cite comme utiles dans ces mélancolies avec grande débilité, les bains d'immersion dans l'eau froide, les affusions d'eau froide et les douches dont l'action peut être à la fois physique et morale. On pourrait, ce me semble, au même titre, et avec certaines précautions sans doute, utiliser les propriétés toniques de l'eau de mer, en bains, affusions, douches, dans les cas que cite Esquirol.

L'éminent aliéniste donne, t. II, p. 205, une indication du même ordre : si la manie est survenue à la suite d'une maladie grave, d'une fièvre intermittente, de l'onanisme, de la faiblesse dépendant d'une croissance trop rapide, on combine le régime analeptique, le lait d'ânesse, le quinquina, les amers avec les bains tièdes..... puis on passe aux bains de rivière, aux *bains de mer*.

Esquirol, avec beaucoup de raison, ne fait intervenir les *bains de mer* que tard, à la fin de la maladie, ou même dans la convalescence, époque en effet où ils produisent leurs résultats les plus avantageux.

Les faits que cite M. Gaudet (p. 276) ne sont pas non plus très-encourageants :

Des 4 premiers cas qu'il a observés, 2 semblent avoir reçu des bains de mer un surcroît d'excitation qui leur a été bientôt fatal; les 2 autres n'ont retiré de leur cure aucune influence favorable.

Il est vrai que, dans 9 autres faits qui se rapportent à des formes moins graves de l'aliénation, il a enregistré 4 succès. Ce sont tous des cas de lypémanie ou mélancolie, forme que caractérise un délire partiel entretenu par une passion triste, débilitante ou oppressive.

Pour les autres cas, ils ont reçu de leur saison une modification heureuse; seulement les renseignements manquent à partir du moment de leur départ.

L'action des bains, il est bon de le remarquer, n'est pas simple dans les cas de ce genre; car alors, la pratique de la mer, outre son influence spéciale, agit encore par le déplacement et les distractions qu'elle provoque.

Les affusions avant et après, pour ce genre de maladie, font, pour ainsi dire, partie intégrante du bain, lequel est toujours bien supporté et peut être prolongé. Quant aux affusions, elles augmentent le sommeil, rafraîchissent beaucoup les malades, et diminuent cette sensibilité nerveuse qui annonce et accompagne la folie dans toutes ses phases.

G. *Maladies nerveuses*

1° Générales.

α. État nerveux (névropathie).

Cet état, le plus commun des troubles des fonctions nerveuses, qui sert de lien de parenté entre toutes les autres maladies du système nerveux, sorte de fonds commun sur lequel ces affections viennent se superposer et dont chacun peut observer de nombreux exemples, mérite de nous arrêter un instant, avec d'autant plus de raison que nous pourrons ainsi abréger davantage la revue incomplète d'ailleurs des maladies nerveuses qui vont chercher guérison ou soulagement sur le bord de la mer.

L'*état nerveux* se caractérise : au *moral*, par une extrême irritabilité, une très-grande susceptibilité, accompagnées de continuelles exagérations de caractère, d'entraînements imprévus et irrationnels qui attestent tantôt les merveilleuses aptitudes, tantôt les tristes égarements de cette incessante variabilité ; au *physique*, par des altérations souvent en sens inverse de la sensibilité, laquelle, tantôt augmentée, tantôt diminuée, tantôt enfin pervertie donne naissance à des troubles variés des divers appareils, des diverses fonctions de l'organisme (vue, ouïe, odorat, etc., etc., locomotion, calorification etc., etc.), lesquels d'ordinaire n'apparaissent qu'avec une grande mobilité de siége et d'expression, se remplacent aisément et fréquemment les uns par les autres, et, en dépit de leur solidarité, sont rarement tous réunis chez le même malade. Cet état est lié aux douleurs névralgiques par l'apparition, sur divers points du corps, de sensations pénibles et fugaces, qui ne sont pas encore des névralgies, mais qui en marquent la proximité et le caractère. Ces douleurs bizarres, parfois, mais sans constance ni fixité, se transforment facilement les unes dans les autres et sont des aberrations un peu plus accentuées que les troubles de la sensibilité caractéristiques de la névropathie.

La particularité qui caractérise le mieux cet *état nerveux*, c'est certainement l'*irrégularité* de sa marche, ce qui rend le pronostic fâcheux au point de vue de la *souffrance* et de la *durée*, car il est sans gravité sous le rapport du danger.

L'histoire des *causes*, au point de vue hydrologique, mérite aussi de nous arrêter un instant; nous y retrouvons en effet plus d'une des causes pour lesquelles nous avons affirmé l'efficacité des bains de mer, et qui nous donneront, par conséquent, matière à recommander ici de nouveau l'épreuve de la *médication marine*. Tout d'abord se présente la *faiblesse*, soit naturelle (constitution débile), soit artificielle ou accidentelle (maladies) de durée bien variable, suivant l'époque, les diverses conditions de son origine, durée etc. ; puis viennent l'*anémie* et la *chlorose*, ces deux formes plus spéciales de l'état général, *faiblesse*, dont nous venons de parler, variétés importantes par leur fréquence, dont le voisinage est tel que certains auteurs veulent n'en faire qu'une seule et même maladie, qui ont pour caractère commun l'*altération du sang*, soit qu'il manque pour le rapport de la quantité, soit qu'il ait perdu de ses principaux éléments réparateurs et vivifiants. Dans ces deux cas, l'effet est le même ; l'*état nerveux* se manifeste avec tout son appareil symptomatologique qui se confond très-souvent avec l'affection première, et demande pourtant à être bien distingué, pour ne pas traiter l'effet pour la cause, et réciproquement.

On trouve aussi, comme cause de l'état nerveux, cette *sensibilité exagérée* qui, par suite de l'activité dévorante de la vie sociale actuelle, se dévoloppe même chez des sujets peu prédisposés, et produit chez eux les ravages ordinaires de cette exagération maladive.

Citons les causes *morales* seulement pour indiquer leur mode d'action; en effet, elles agissent : 1° en altérant la nutrition ; 2° en exaltant la sensibilité ; 3° en produisant à la fois ces deux effets.

Les principales causes *matérielles* se rapportent soit au sexe (la femme y est bien plus prédisposée), soit aux maladies, les longues surtout; soit aux habitudes, à l'imitation ; soit aux abus de toute sorte, soit à l'hérédité, qui agira bien plus sûrement encore s'il s'y joint quelque cause occasionnelle, ou constitutionnelle, ou morbide.

De ces données, tout incomplètes qu'elles sont, ressortent trois indications spéciales : 1° fortifier l'organisme ; 2° calmer le système nerveux ; 3° détruire la cause de l'état nerveux. Or, la pratique de la mer, par un singulier privilége, remplit parfois ces trois indications réunies.

Ce moyen, toutefois, s'adresse mieux à l'élément *faiblesse*, si je puis m'exprimer ainsi, qu'à l'élément nerveux. Ce dernier est trop souvent réfractaire à l'action médicatrice des bains de mer, au point d'en être parfois exaspéré, pour que je n'en fasse pas ici la remarque. Plus d'une fois, dans le cours de ce travail, j'ai dû et je devrai encore signaler cette particularité. De même que le quinquina s'adresse aux maladies à *racine intermittente*, de même aussi la pratique de la mer marque son efficacité, surtout dans les états maladifs à *racine anémique*, si je puis ainsi dire. Mes observations font foi de la justesse de cette remarque ; j'en appelle aussi avec confiance au jugement de tous ceux qui ont observé, comme moi, sur le bord de la mer. Lorsque l'état nerveux était seul en question, souvent les bains de mer, non-seulement ont manqué d'efficacité, mais ont parfois encore accru certains troubles nerveux.

Il en a été d'ailleurs des névropathiques comme des chlorotiques : tantôt l'état nerveux était simple, c'est celui dont il est question dans ce chapitre ; tantôt il se compliquait de troubles divers, nerveux surtout, plus importants à considérer que la cause première de ces manifestations consécutives.

Ces malades affectés de névropathie, faibles et délicats, en raison des troubles qu'ils éprouvent, ne mangent pas, ne digèrent pas ; aussi toutes leurs fonctions languissent, perdent de leur ressort, de leur énergie.

Les bains leur sont administrés d'abord chauffés et mitigés et à température doucement décroissante. Une fois conduits à la mer, les névropathiques ne prennent que des bains très-courts, de 4 à 6 minutes au plus, souvent avec des affusions ; et, au bout d'un certain nombre de bains, l'appétit, le sommeil, l'aptitude aux exercices, à la marche ont notablement augmenté ; d'autres fois les affusions sont mal supportées, et j'ai observé qu'alors la cure ne produit que des effets médiocres. Ainsi j'ai vu un prêtre, professeur dans un séminaire, venir prendre une saison de bains sans pouvoir les accompagner d'affusions, et repartir sans avoir retiré de sa saison de bains une influence sensiblement favorable. L'amélioration légère qu'il ressentait, il l'attribuait, non sans quelque raison, à l'interruption de ses pénibles devoirs de professeur.

J'ai vu, par contre, un magistrat, névropathique depuis plusieurs années, rétablir l'équilibre de sa santé et l'harmonie de ses fonctions en une seule saison de bains. Dès le milieu de la saison, des promenades quotidiennes prolongées avaient concouru puissamment au bon résultat définitif qui fut obtenu. On comprend en effet que, pour ces sortes de malades, outre le bienfait qu'ils reçoivent des bains de mer eux-mêmes, il y a encore le bénéfice du changement de climat, de la distraction et du changement de vie qui accompagnent ces sortes de pérégrinations.

Disons un mot sur quelques symptômes de l'état nerveux, bien que d'une importance secondaire, pour lesquels on vient quelquefois prendre les bains de mer.

Presque tous les observateurs ont recueilli un certain nombre de cas de guérison de *céphalalgies nerveuses*, comme l'attestent, par exemple, Buchan et son traducteur Rouxel.

Le manque de *sommeil* peut constituer à lui seul un trouble nerveux des plus fatigants par sa persistance. Non-seulement les bains de mer guérissent l'insomnie, comme le constate Buchan, page 135, mais souvent même, ainsi que j'en ai vu plusieurs exemples, l'arrivée seule au bord de mer suffit pour obtenir ce résultat.

J'ai observé aussi un cas de *céphalée* que je vais raconter en quelques mots : cette encéphalopathie, qui m'a paru d'origine rhumatismale, se manifestait par des étourdissements, quelquefois un état syncopal, une impossibilité absolue de toute contention d'esprit, des points douloureux aux tempes et des redoublements de souffrance aux heures des repas.

Les affusions réussirent d'abord, puis perdirent leur influence ; de longues promenades sur la plage, des bains de mer tièdes de 10 à 15 minutes, à 27-26° Réaumur, avec aspersion fréquente d'eau froide sur le front, parvinrent en deux saisons à faire disparaître ces accidents d'une manière à peu près complète.

6. De la fièvre nerveuse.

Buchan cite avec raison un passage où le docteur Guillaume Saunders décrit cette forme de fièvre, en attestant dans ces cas l'efficacité des bains de mer. Nous ne pouvons mieux faire que de le citer textuellement :

« Il y a une espèce de fièvre lente et irrégulière, ou plutôt de febricula, dans laquelle j'ai souvent retiré de grands avantages de l'emploi des bains froids. Cette maladie attaque ordinairement les personnes d'une constitution saine, mais qui mènent une vie sédentaire ; qui ont en même temps des occupations qui en captivant fortement leur attention, exigent un grand exercice de la pensée et occasionnent une espèce de malaise. Ces personnes ont constamment le pouls plutôt accéléré que naturel, les mains chaudes ; elles passent les nuits sans dormir ; leur appétit est diminué sans qu'il y ait aucun dérangement considérable dans les organes digestifs. Ce désordre peut continuer pendant longtemps d'une manière irrégulière sans empêcher entièrement leurs occupations ordinaires ; il les rend seulement plus gênantes et plus fatigantes, et conduit souvent à l'*hypocondriacisme*.

« Les personnes qui sont dans cet état, sont sensiblement soulagées par l'usage des bains froids, et elles les supportent ordinairement bien. Il faudra, si on le peut, seconder leur effet en les éloignant de leurs affaires et de leurs méditations ordinaires, ce qu'on obtiendra en les envoyant dans les endroits où l'on prend les bains. » Dans cette maladie, rare d'ailleurs, ainsi que le recommandent Robert Whytt, puis Sandras, il faut, avant, pourvoir à la réparation alimentaire pour prévenir le marasme.

Si nous ajoutons que cette fièvre nerveuse réclame les mêmes indications que l'état nerveux, seulement avec plus de précautions encore, nous aurons dit ce que cette question a de plus essentiel.

γ. De l'hystérie.

Ce que j'ai dit de *l'état nerveux* me permet d'être beaucoup plus court sur ce sujet ; et la distinction entre ces deux états me semble d'autant plus essentielle que les conclusions ne doivent pas être les mêmes. Ainsi j'ai souvent vu des malades atteintes d'accès hystériques avoir des crises plus violentes et plus rapprochées à la suite des bains de mer ; plusieurs fois j'ai dû faire suspendre et même cesser les bains. Je pense au contraire qu'une fois les attaques d'hystérie éloignées, les bains pris avec grandes précautions toutefois, peuvent contribuer beaucoup à la guérison définitive et durable de l'*état nerveux*, cause de l'hystérie.

M. Gaudet, qui a confondu évidemment l'état nerveux et l'hystérie, a obtenu de meilleurs résultats dans les cas où les accès avaient réellement le caractère hystérique, ainsi qu'il en cite un exemple, page 239.

Je ne prétends pas qu'un accès d'hystérie doive faire cesser les bains d'une façon définitive et absolue; mais la répétition fréquente de ces crises m'a toujours paru un motif suffisant de suspendre pour un temps la cure, et d'administrer dans l'intervalle, d'une manière suivie, les antispasmodiques et les ferrugineux.

Si je fais remarquer en outre que c'est quelquefois moins le bain que l'abus du bain, c'est-à-dire, sa trop longue durée qui a été la cause de ces fâcheux accidents, j'aurai signalé les points les plus importants que l'administration des bains contient relativement à l'hystérie. Je le répète, les bains ne réussissent pas toujours, même aux hystériques qui se trouvent dans les meilleures conditions pour aller à la mer; je serais encore plus sévère pour les hystéries épileptiformes; il faudrait de longs intervalles de bonne santé pour oser risquer une cure de bains, et encore faudrait-il débuter par une saison ou au moins une demi-saison de bains de mer chauffés.

2° Affectant spécialement les fonctions cérébrales.

α. Vertige nerveux.

Depuis 1859, j'ai observé quatre fois ce trouble momentané des fonctions cérébrales, avec conservation de la conscience individuelle, et en même temps avec désordre plus ou moins grand dans les idées, les sensations, la puissance et la coordination des mouvements, affection fort commune, mais qu'on n'envoie aux bains de mer que lorsqu'elle est persistante. Le *traitement marin* en effet, dans ces cas graves, offre des particularités intéressantes et des ressources inattendues, bien dignes d'attention. Je dis *exprès* le traitement marin ; car, dans cette affection, du moins pour les cas les plus graves, les bains de mer ne viennent qu'en seconde ligne, comme moyen de traitement ; la respiration de l'air marin et les longues promenades en mer ont, dans ces cas, une bien plus grande efficacité.

Obs. 1. Un négociant de 45 ans, Alsacien, d'une bonne constitution et d'une bonne santé ordinaire, d'un tempérament lymphatico-sanguin, grand et gros, sous l'influence d'un surcroît de travail et de préoccupations d'esprit, est atteint, en février 1859, des principaux symptômes qui caractérisent le vertige nerveux. Bientôt il ne peut plus s'occuper d'affaires et doit donner tous ses soins exclusivement à sa santé. Après avoir longtemps essayé de médications nombreuses et variées, le médecin l'envoie aux bains de mer. Il y vient seul, un peu à contre-cœur, à cause de son éloignement des siens et de ses intérêts. Pourtant il prend consciencieusement, avec affusion avant et après, une saison de 25 bains de 4 à 8 minutes, suivis d'un pédiluve d'eau de mer chaude et d'une bonne promenade, outre les excursions à pied que je lui recommande ; il part immédiatement après sa cure, très-notablement mieux, mais n'ayant pas obtenu, je crains, une guérison définitive, laquelle ne pourrait résulter que des *effets consécutifs* des bains de mer, ce que je ne puis dire, n'ayant plus entendu parler du malade.

Obs. 2. — En 1859, on envoie à Trouville, non point pour s'y baigner, mais pour y séjourner en toute saison, près de la plage, et faire des promenades en mer le plus souvent et le plus longtemps possible, un homme de 40 ans environ, d'une bonne constitution, d'un tempérament nerveux, qui, à la suite d'excès longtemps continués, est arrivé depuis plusieurs années à ne plus pouvoir s'occuper d'aucune affaire, pas même à écrire, ni même à lire; de plus il est sujet à des *vertiges nerveux* très-intenses et si rapides que parfois il tombe par terre. Une circonstance curieuse à noter, — c'est le malade lui-même qui nous en fait la remarque, — c'est qu'à terre le malade est pris parfois d'un malaise siégeant surtout à la tête et à l'estomac et qu'il compare au mal de mer; lorsqu'il est en mer, au contraire, il n'éprouve jamais de trouble semblable; sa tête se dégage; en un mot, il ne se trouve jamais mieux que quand il est balancé par les flots.

La prescription est suivie avec un soin scrupuleux; les froids les plus vifs n'empêchent pas les promenades en mer; par une trop forte houle, le malade se promène ou sur les jetées ou le long de la plage.

Au bout d'une année de cette médication, le malade éprouve un mieux sensible : les vertiges s'éloignent et de plus sont beaucoup moins intenses; il commence à pouvoir lire, mais ne peut encore écrire.

Au bout de deux ans, fin 1861, — le malade paraît entièrement guéri. Il peut non-seulement lire et écrire, mais encore s'occuper d'affaires. Bien plus, il a pu pendant plusieurs mois quitter le bord de la mer sans inconvénients pour sa santé, ce qui, malgré la gravité et la longue durée de la maladie, permet de pouvoir compter sur l'avenir et sur la réalité d'une complète guérison.

Obs. 3. — Madame X., d'une constitution délicate, d'un tempérament lymphatico-nerveux, âgée de 24 ans, a eu deux couches successives fort rapprochées. — Au moment de son arrivée à Trouville, sa seconde fille a dix mois environ. — C'est depuis sa seconde couche que madame X. se trouve dans un grand état de faiblesse générale, et qu'en outre elle a parfois de véritables vertiges nerveux.

Elle arrive au bord de la mer vers le 15 mai 1861, — se contente de respirer l'air marin, et déjà au bout de trois semaines, elle se sent manifestement mieux. L'appétit a sensiblement augmenté; les forces reviennent aussi, — les vertiges deviennent plus rares, et moins intenses; mais il y en a encore quelques-uns.

Vers le 10 juin, madame X, sur ma prescription, se met à prendre des bains à la mer qu'elle continue jusqu'au 8 juillet, moment de son départ. Les bains lui ont parfaitement réussi, car au moment de son départ les vertiges ont tout-à-fait cessé et sa santé générale s'est complétement raffermie.

Obs. 4. — M. B., âgé de 26 ans, d'une bonne constitution et d'un tempérament lymphatico-nerveux, est ordinairement adonné à des occupations sédentaires et à des travaux où son intelligence surtout est en jeu. Depuis deux ans environ, sous l'influence de préoccupations importantes, il a senti sa tête s'embarrasser. — D'abord il n'a éprouvé qu'une sorte de fatigue intellectuelle dans les moments de trop grande assiduité. Puis un peu plus tard, à cette fatigue s'est ajoutée une sorte de tournoiement de tête, de vertige en un mot, avec une confusion d'idées voisine de la perte de connaissance. Il a essayé de bien des moyens inutilement ; la douche écossaise lui a seule procuré quelque soulagement.

Dès son arrivée, je lui fais prendre des bains de mer de 5 à 6 minutes avec affusion avant d'entrer dans l'eau et en en sortant, avec une bonne promenade ensuite, prolongée ou raccourcie suivant le temps et la température. — Je lui recommande aussi de faire des promenades en mer et de monter à cheval aussi souvent et aussi longtemps que possible.

A la fin de la cure, qui dure à peine 15 jours (le malade était fort pressé de partir, et dès le huitième bain, je lui avais permis deux bains par jour, de deux jours l'un, M. B, se trouve infiniment mieux et n'a plus de vertiges.

Cette affection, très-voisine de la forme de névropathie du cerveau que M. Gaudet décrit, page 275, qu'il a traitée d'abord par les affusions seules, puis par les affusions unies à des bains de mer très-courts, et pour laquelle il a obtenu seulement quelque rémission dans les souffrances et les inquiétudes des malades, nous a paru avoir cédé, dans les trois cas les moins graves (obs. 1, 3 et 4) à une saison de bains, et encore bien écourtée. Le cas le plus grave (obs. 2), dans lequel n'intervinrent point les bains de mer, n'est pas le moins intéressant, ni le moins digne de l'attention du lecteur, en raison de la gravité et de l'ancienneté de l'affection, comme aussi par le succès complet d'un traitement bien suivi et pendant un temps suffisant.

6. Hypocondrie.

Cette affection, qui s'est offerte plusieurs fois à mon observation, n'était pas toujours au même degré ; légère et simple d'abord, elle devenait plus grave et plus compliquée ensuite au point de mériter le nom de *manie hypocondriaque.*

Dans les premiers cas, les bains qu'il faut commencer par un beau temps pour aguerrir ces caractères craintifs, bains auxquels on ajoute aussi les affusions pour peu que la tête soit disposée aux congestions, sont suivis de bonnes réactions qu'il importe d'aider par des pédiluves chauds pour dégager le cerveau, et amènent au bout de peu de temps des manières plus gaies, une conversation plus suivie, des expressions plus choisies et des appréciations plus justes ; on voit disparaître en même temps des céphalalgies persistantes, et tout ce cortége de sensations bizarres, d'hallucinations que produit et multiplie le désordre de leurs idées.

C'est chez quelques malades de ce genre que M. Gaudet, page 262, a fait un heureux emploi du bain de pluie écossais et a guéri plus d'une fois ainsi que leur céphalalgie habituelle.

Quand l'hypocondrie a produit dans l'organisme des désordres trop considérables et de trop grands troubles dans l'état mental au point de toucher à l'aberration et à la folie, l'efficacité des bains de mer devient bien douteuse, et si un soulagement momentané se produit dans quelques cas graves, dans beaucoup d'autres du même genre les effets ont été complétement négatifs ; j'ai vu les bains échouer dans un cas de ce genre ; mais je n'avais pu obtenir du malade qu'il prît ses bains courts et qu'il les entourât des précautions que j'avais prescrites.

γ. De l'affaiblissement des fonctions cérébrales.

En jetant un coup d'œil sur les causes de cet affaiblissement, on y trouve, outre l'âge et les maladies, les *excès* et les *abus* de tout genre, parmi lesquels il faut signaler l'empoisonnement chronique du tabac, si répandu de nos jours (1); on doit mentionner aussi le froid excessif auquel sont exposés l'hiver les soldats en campagne et dont l'armée française a fait, en 1812 et dernièrement encore en Crimée, une si triste expérience.

Une affection résultant de causes si différentes présente aussi de grandes différences dans ses terminaisons; ce ne sont pas les plus graves assurément que j'ai eues à observer : c'étaient, tantôt des mères de famille dont les forces générales, et les cérébrales surtout, s'étaient peu à peu affaissées sous l'influence énervante des fatigues et des soins continus de la maternité, tantôt des magistrats, des négociants qui avaient porté dans leurs affaires une activité fébrile et avaient compromis leur santé pour illustrer leur nom ou faire prospérer leur fortune.

Ce qui caractérise l'état de ces malades, c'est un sen-

(1) Il me paraît avéré que l'abus journalier du tabac et de l'alcool, abus si commun malheureusement aujourd'hui, est une des causes les plus efficaces, dans le présent, de la grande fréquence des maladies cérébrales, mentales et nerveuses, de la dépravation du peuple et du nombre bien plus considérable de crimes et d'attentats, et, dans l'avenir, de la dégradation et de la dégénérescence de l'espèce humaine.

timent de fatigue générale, et surtout de la tête, qui leur est habituelle; la mémoire devient infidèle, les efforts de travail impossibles ; il y a aussi une faiblesse générale des muscles, de la pâleur, de l'inappétence et une grande tendance à la tristesse.

L'air de la mer commence à solliciter les fonctions digestives, à activer l'appétit et bientôt à augmenter aussi le besoin d'exercice et la faculté de se promener. Les bains de mer, commencés alors, avec affusion, avant et après le bain, produisent des effets sensibles en peu de jours; il survient une animation des traits, signe d'une vivacité fonctionnelle plus grande et d'un retour marqué des forces générales; en même temps la céphalalgie qui tourmente souvent ce genre de malades donne de plus longs répits, diminue d'intensité peu à peu et leur permet d'espérer enfin une guérison prochaine. Ce qu'une seule saison n'a point fait, une seconde l'achève ; le commencement de l'amélioration est le plus difficile à obtenir; dès lors la cure suit une progression régulière.

3o Locales (maladies nerveuses).

Des palpitations nerveuses.

Ce désordre si fréquent, et qui parfois domine les autres symptômes nerveux qui l'accompagnent, se présente le plus souvent chez des personnes anémiques, ou chlorotiques ou bien névropathiques. Je n'aurais donc pas à en parler ici, si je ne voulais pas ajouter quelques particularités qui me paraissent dignes d'intérêt.

Ainsi les personnes qui ont des palpitations éprouvent à leur entrée dans la mer un saisissement très-vif qui leur fait beaucoup redouter les bains et les leur rend fort désagréables à prendre, si même avant elles avaient eu la passion des bains de mer, en sorte qu'elles ont besoin de beaucoup de surveillance et de recommandations. Il faut faire commencer la cure par un temps, une heure et une mer convenables, avoir recours à l'immersion et tout d'abord prescrire des bains courts, de 3 à 4 minutes, les augmenter ensuite peu à peu, sans jamais dépasser 8 à 10 minutes.

Comme ces malades, en raison de leur *état nerveux* sont continuellement agités par les perturbations diverses qui atteignent plus ou moins tous les névropathiques et dont leurs exagérations grossissent encore la portée, il est essentiel de tenir la main ferme à ce que les bains soient pris bien exactement, le succès de la cure dépendant de ce soin !

Enfin il n'est pas rare de voir qu'il faut plus d'une saison pour arriver à la cure complète des palpitations nerveuses.

Voici un cas de palpitation nerveuse qui a été soumis à mon observation en 1852 :

Une jeune dame, affectée de palpitations nerveuses fort inquiétantes, est envoyée aux bains de mer de Trouville par mon excellent ami M. le docteur Lebert, aujourd'hui professeur à Breslau. La malade, d'un tempérament nerveux, d'une assez bonne constitution, à la suite de couches et d'autres fatigues, a vu depuis lors sa santé s'altérer de plus en plus ; habituellement pâle, elle l'est davantage maintenant ; son caractère, fort doux d'ailleurs, est d'une extrême sensibilité ; j'allais dire susceptibilité. Elle est portée aussi à avoir peur ; elle a, en un mot, tout le cortége des symptômes qui constituent l'*état nerveux*.

Sa respiration, qui se fait bien d'ordinaire, présente pourtant par moments un peu de dyspnée ; encore celle-ci n'est-elle ni intense ni persistante.

Les battements de cœur sont inégaux, tantôt précipités et tumultueux, tantôt lents et calmes : il n'y a pas de bruit anormal. Les pulsations de la radiale sont inégales, irrégulières ; le pouls est tantôt petit et faible, tantôt vibrant et développé.

L'appétit est fort irrégulier, tantôt satisfaisant, d'autres fois à peu près nul.

Les bains sont pris avec les précautions que j'ai énoncées plus haut, mais avec de petits incidents. — Un jour, la malade se croit trop souffrante pour pouvoir prendre un bain ; mes exhortations triomphent de ses hésitations : elle prend son bain et s'en trouve très-bien. — Un autre jour, au contraire, elle veut prendre son bain, quoique tourmentée par la diarrhée ; sur mon avis, elle s'abstient de bains pendant deux jours pour donner au tube digestif le temps de se remettre.

Comme résultat définitif, cette dame, après avoir pris une saison de 30 bains, ce qui lui avait paru d'abord impossible, se trouve avoir tiré de sa saison un bénéfice très-marqué. Sa santé générale a beaucoup gagné ; ses palpitations ne sont plus que rares et légères. Chez elle, les effets secondaires consolident cette guérison, qui ne se dément pas pendant plusieurs années.

4° Maladies affectant spécialement la sensibilité.

α. Névralgie de la 5e paire.

Ces névralgies, les plus communes de toutes, d'ordinaire ne se font sentir à la fois que dans un petit nombre de branches de terminaisons de la tête ou du cou, et ont pour caractère de se déplacer avec une grande facilité.

Leurs caractères communs sont :

1° De déterminer un vif redoublement de la douleur dans la partie malade par l'action du mouvement musculaire.

2° De rendre la circulation locale exagérée et douloureuse.

3° D'empêcher la fonction par l'exaltation de la sensibilité.

4° Dans toutes, les douleurs sont analogues.

5° Dans toutes, les douleurs se mêlent, se combinent les unes aux autres, se remplacent ou se déplacent avec une merveilleuse rapidité.

Seulement la composition et la destination fonctionnelle de l'organe envahi amènent des sensations organiques spéciales.

Quelle que fût leur forme, ces névralgies étaient récentes ou anciennes, plus ou moins limitées, continues ou intermittentes, quelquefois avec des redoublements plus ou moins marqués; parfois enfin accompagnées d'un affaiblissement et d'un amaigrissement général, d'anorexie, etc., de tristesse et d'abattement moral.

C'est parmi les malades atteints de ces sortes de névralgies que nous avons le plus souvent noté des accidents survenus faute de précautions et de conseils demandés avant de commencer la cure, accidents qui, plus d'une fois, ont fait renoncer aux bains de mer, alors qu'il eût fallu incriminer non le moyen, mais la manière de l'employer.

C'est qu'en effet ces sortes de malades, à cause de leur extrême sensibilité aux vicissitudes atmosphériques, au froid et aux courants d'air, ont besoin d'arriver au bord de la mer à une époque favorable, de bien s'acclimater avant de s'exposer aux variations parfois aussi fréquentes que marquées de l'air marin, et ne débuter souvent que par des bains de mer tièdes.

Ces personnes, en général, redoutent le froid, et le début demande par conséquent des précautions particulières, le choix du jour et de l'heure. Ce n'est pas encore assez : les affusions, en entrant et en sortant, doivent absolument accompagner les bains, sous peine de voir la pratique de la mer être plutôt nuisible qu'utile ; enfin les bains de mer doivent être pris très-courts (de 3, 4, 5 et 6 minutes au plus).

Les bains pris dans ces conditions manifestent pour premiers effets, dès le premier ou le deuxième bain, un retour ou un redoublement de la crise névralgique, que les bains suivants feront d'ordinaire disparaître tout à fait. M. Gaudet a souvent arrêté subitement par un bain de mer des accès de névralgie, quelque violents qu'ils fussent.

Parfois la pratique de la mer commence par opérer le déplacement des douleurs nerveuses. En continuant la cure avec précaution, et en faisant cesser d'abord ces nouvelles manifestations, les malades finissent par obtenir de leur saison de bains des bénéfices très-notables et dans la santé générale et dans la maladie locale. On les voit reprendre des forces, du sommeil et une plus grande résistance au froid de l'atmosphère.

Ce qu'une seule saison n'a pas fait, deux ou trois l'obtiennent, et les malades qui reviennent aux bains de mer sont déjà en bien meilleur état de santé qu'à leur premier voyage.

Trop récentes, aiguës pour ainsi dire, ces sortes de névralgies seraient plutôt exaspérées qu'améliorées par la médication marine. Ce fait est facile à vérifier, car on voit quelquefois des accès de névralgie survenir chez des personnes qui prennent des bains de mer, et alors il faut suspendre la cure et s'attacher à guérir cette manifestation intercurrente avant de songer à reprendre la pratique de la mer, ce qui (faut-il l'avouer?) n'est pas toujours possible.

6. Gastralgie. — Entéralgie.

Ces deux formes viscérales de névralgie se sont souvent offertes à mon observation et avec des succès divers. C'est qu'en effet ces maladies se présentent dans des conditions tellement variées, qu'il faut nécessairement leur opposer des médications très-diverses, et ne compter qu'avec grande réserve sur l'efficacité des meilleurs traitements.

Or, les bains de mer, appliqués à la gastralgie, s'adresseront surtout, on le conçoit, aux indications générales, c'est-à-dire à celles qui naissent du fond même de la maladie, de sa nature, de sa cause ; quelquefois les manifestations locales devront d'abord avoir été calmées avant d'en venir à la pratique de la mer, qui s'attaque surtout à l'état nerveux, au rhumatisme, etc., cause de la gastralgie. Et encore les bains de mer ne sont-ils point applicables, quand la gastralgie est par trop vive.

On doit appliquer les calmants directs et attendre un peu de répit pour risquer la médication marine.

Commencer par quelques bains de mer tièdes et alors accompagnés d'affusions un peu plus froides, sera quelquefois nécessaire chez les personnes trop craintives. Le plus souvent on débutera par des bains pris à la mer, mais par un temps et à une heure favorables et extrêmement courts (de 1 à 3 minutes). L'impression du froid est généralement fort vive chez les gastralgiques, et ils doivent s'y habituer peu à peu pour arriver à profiter de la cure. M. Gaudet pense même qu'il est à propos, du moins au début, de ne leur accorder des bains à la mer que tous les deux jours.

On évitera également de trop surexciter les fonctions gastriques qui auront reçu des bains et de l'air marin une vive stimulation, sous peine de voir redoubler les douleurs mêmes dont on veut prévenir le retour.

Il faut avouer que, malgré toutes les précautions, certaines gastralgies, non-seulement ne sont pas amendées, mais encore sont exaspérées par les bains, qu'il devient indispensable de suspendre. Parfois, enfin, des crises de gastralgie surviennent pendant la cure des bains, et cela arrive surtout par les mauvais temps, et forcent à une suspension soit temporaire, soit définitive.

Les résultats sont bien plus sûrs et plus marqués chez les malades atteints seulement de cette paresse gastrique si commune qu'on nomme *dyspepsie*.

L'entéralgie donnera plus de prise encore à l'efficacité des bains de mer, auxquels on ne devra s'adresser en général qu'en dehors des crises et des dérangements qui compliquent souvent cette forme de viscéralgie, sauf pour les diarrhées chroniques très-anciennes. S'il survenait quelque symptôme aigu, il faudrait, bien entendu, le calmer d'abord au moyen du sous-nitrate de bismuth, etc., etc.

γ. Névralgie utérine.

Cette forme de névralgie, moins commune que les précédentes, s'est présentée à mon observation chez des femmes jeunes et nerveuses, et n'offrant d'ailleurs ni lésion d'organe ni trouble de fonction capables d'expliquer les douleurs qu'elles ressentent, douleurs à caractère intermittent, mobiles et parfois remplacées par des souffrances sur un autre point.

M. Gaudet a observé des faits de ce genre chez des personnes toutes arrivées à une époque très-avancée de leur existence menstruelle.

Ces utéralgies, dont les manifestations douloureuses s'irradient dans les régions avoisinantes, s'accompagnent parfois d'un écoulement blanc qui correspond avec les crises et coïncide quelquefois avec le dérangement des fonctions gastro-intestinales.

Les bains doivent être pris avec prudence et circonspection; sans cela, il peut arriver qu'on exaspère les crises douloureuses dont on veut éloigner ou empêcher le retour.

Prise dans de bonnes conditions et avec méthode, la cure obtient en général des résultats thérapeutiques fort satisfaisants, ainsi que j'ai pu le constater moi-même.

Je ne dirai rien ici de la *névralgie sciatique*, parce que j'en ai parlé au chapitre du rhumatisme, dont elle est une des plus fréquentes manifestations.

δ. Ambliopie. — Amaurose.

Cette névrose, qui se voit fréquemment et dans des conditions bien différentes, ne peut obtenir de bons effets des bains de mer que dans les formes ou les périodes asthéniques.

Soit qu'on l'observe chez des enfants, comme j'en ai vu des exemples, ou chez des adultes, comme l'a fait M. Gaudet, on y remarque les troubles variés et plus ou moins avancés qui constituent les divers degrés de l'ambliopie et de l'amaurose.

On a déjà, quand il s'agit de prendre les bains, employé contre cette affection un grand nombre de médications, et cela sans avantage marqué. Il faut ajouter ici que les bains de mer, dans le traitement de l'amaurose, ne doivent pas être employés dans les premiers temps. C'est la même opinion que formule M. Gaudet quand il dit, en faisant allusion aux congestions céphaliques que les bains de mer peuvent produire : « Aussi ferons-nous, à cette occasion, une remarque fondée sur l'expérience : c'est que les bains de mer sont beaucoup moins efficaces dans la première période des névroses de la vision, qu'on pourrait appeler congestives, que dans les périodes subséquentes. »

Comment les bains doivent-ils être administrés dans ces cas? Ils sont très-courts, accompagnés d'affusions et d'immersions. M. Gaudet a vu plusieurs cas de ce genre guérir, soit pendant la saison, soit dans les mois qui suivirent.

Dans les cas que j'ai observés, l'amélioration de la vision a été peu sensible ; mais la réparation des forces et la restauration de la santé générale se sont opérées d'une manière très-évidente.

Un des premiers effets du bain est de contracter la pupille dilatée, effet qui persiste plus ou moins d'abord, mais qui finit bientôt par devenir permanent. La guérison, parfois complète, est plus souvent imparfaite ; arrivée à un certain point, l'amélioration reste stationnaire.

5° M. N. attaquant spécialement la motilité.

De la chorée.

L'efficacité de plusieurs variétés de bains froids dans cette maladie indique suffisamment que les bains de mer ne seront pas moins efficaces.

Récente ou ancienne, la chorée reçoit de ces bains une influence favorable. Toutefois la forme récente qui se traduit par des mouvements involontaires presque généraux, forme plus accessible, il est vrai, à l'influence médicatrice des divers traitements, éprouve de la cure des bains de mer une modification plus profonde et plus complète.

Ainsi que le dit M. Gaudet avec beaucoup de raison, « on a toujours à se louer de commencer la saison, si la chorée est récente, par trois ou quatre jours d'affusions administrées seules sur le bord de la mer, et portées progressivement jusqu'à un nombre considérable, puis de leur associer les immersions simples dans la mer pendant plusieurs jours aussi, avant de leur accorder une certaine halte dans la mer. »

Le bain doit toujours être très-court (de 1 à 3 minutes); il vaut mieux en permettre deux très-courts qu'un trop long; en effet, trop prolongés, les bains développent des effets d'excitation qu'il est essentiel d'éviter. C'est dans le même but qu'il faut pour les choréiques des saisons très-courtes, fréquemment interrompues et plusieurs fois recommencées après plusieurs jours de suspension. Grâce à ces précautions, la cure des bains pourra, dans ces cas, donner des résultats fort satisfaisants, quelquefois même complets.

Quand la chorée est ancienne et que l'agitation, la folie musculaire est moins étendue et moins intense, la constitution des malades à son tour a subi un affaiblissement plus ou moins grand. A ce titre encore, les bains de mer auront une action favorable; ils pourront être pris plus longs et en plus grand nombre; mais il faudra toujours veiller à ce que la réaction se fasse bien, et joindre aux bains des affusions répétées. Si dans cette forme les bains de mer ne semblent pas avoir une influence aussi marquée sur la chorée elle-même, du moins ils montrent une efficacité incontestable pour restaurer la santé générale et rétablir les fonctions nutritives. On aide aussi ces heureux effets par des exercices régulateurs des forces musculaires, tels que la gymnastique, la natation, l'escrime, l'équitation et la marche.

H. *Maladies des voies respiratoires.*

On comprend d'abord qu'il ne puisse être question ici de maladies avec fièvre.

Les malades affectés de quelques lésions de l'appareil respiratoire, sans mouvement fébrile, ne se trouvaient pas tous dans les mêmes conditions.

1° Les uns, sujets tous les ans à s'enrhumer aux époques des variations atmosphériques, n'éprouvaient lors de leur arrivée au bord de la mer aucun symptôme bronchique ; ils venaient surtout pour se prémunir contre le retour de semblables accidents.

2° D'autres, venus pour une cause étrangère au rhume, avaient été pris d'une bronchite légère et toussaient accidentellement depuis peu de temps;

3° D'autres aussi, et c'étaient souvent alors des enfants lymphatiques, aux ganglions hypertrophiés, venaient de subir une affection catharrale ou une coqueluche dont ils ne pouvaient se débarrasser tout à fait;

4° D'autres sortaient à peine d'une maladie aiguë de la poitrine (pneumonie ou pleurésie) bien guérie sans doute, mais dont les suites se manifestaient encore par la toux, outre l'anémie qui caractérisait leur convalescence.

5° Enfin quelques malades étaient tourmentés depuis plus ou moins longtemps par la persistance d'une toux catarrhale ou nerveuse et n'avaient pu s'en débarrasser par l'emploi d'un grand nombre de remèdes.

Les précautions ne seront pas les mêmes dans tous ces cas; dans tous pourtant il faudra, surtout au début, agir avec prudence : Ainsi on fera commencer la saison par des bains tièdes de 27 à 25° Réaumur, et de 10 minutes à un quart d'heure. On prendra 3, 4 ou 5 de ces bains, à température décroissante progressivement; puis par un beau jour, de midi à 3 heures, on débutera à la mer par un bain extrêmement court, d'une demi-minute à une minute. Il est essentiel, dans ces cas, d'amener une vive réaction à la peau. Plus tard quand la toux aura cessé complétement, surtout si le malade est fort et qu'il sache nager, on pourra augmenter un peu la durée du bain et permettre 3 à 4 et jusqu'à 6 minutes. Il importe de savoir suspendre les bains, dès que la prudence le réclame, si, par exemple, il survient un abaissement subit de la température. Jamais par contre il ne sera utile de prendre deux bains par jour; c'est avec raison que M. Gaudet les proscrit dans les cas de ce genre. Une saison de bains, si ce sont des enfants surtout, ne devra pas dépasser une vingtaine de bains. Ajoutons que ces malades doivent bien se garantir du froid matin et soir, au bord de la mer.

Ceux qui n'étaient que prédisposés aux affections catarrhales, s'ils arrivaient au moment des plus fortes chaleurs, pouvaient débuter par des bains à la mer, toujours très-courts, mais avec des pédiluves chauds, de manière à avoir des réactions complètes; puis on augmentait peu à peu, jusqu'à 5 et 6 minutes, la durée de leurs bains. On suspendait le bain, dès que le temps se refroidissait. Il va sans dire que le bain, dans les premiers temps surtout, fut pris de préférence au milieu de la journée.

Les seconds, accidentellement enrhumés, étaient pris plus ou moins vivement; si le rhume n'était pas intense, que la personne affectée fût bien portante et que le temps fût favorable, le bain pouvait être tenté, malgré la toux;

un bain très-court, bien entendu, et bien pris a souvent fait disparaître des toux et des rhumes qui avaient longtemps résisté à beaucoup d'autres moyens, et à plus forte raison des toux récentes. Que si l'on a affaire à une bronchite assez vive, chez une personne jeune et délicate, il voudra mieux suspendre les bains pendant quelques jours, employer les béchiques d'abord et les calmants, puis les balsamiques et le lait d'ânesse et ne recommencer les bains que quand le rhume aura cessé tout à fait, ou que la douceur du temps permettra sans imprudence de reprendre la cure.

Les troisièmes, lymphatiques et ganglionnaires, s'ils n'avaient plus qu'un rhume léger, persistant mais apyrétique, avec intégrité des fonctions nutritives, étaient très-aptes à éprouver les bons effets des bains de mer; au bout de peu de jours en effet la toux se passait complétement, et après 3 ou 4 bains tiédis, ces malades pratiquaient la mer avec suite et succès, non-seulement pour l'affection thoracique, mais aussi pour la santé générale.

Les quatrièmes, convalescents de maladies aiguës de la poitrine, semblent au premier abord échapper à l'heureuse influence de la médication marine; il n'en est pourtant pas ainsi; j'en ai observé plusieurs exemples; j'en citerai un seulement qui servira à montrer de quelles précautions il faut, dans ces cas, entourer l'administration des bains de mer.

Le 22 août 1851, un enfant de 11 ans environ, M. H. M. m'est amené par sa mère pour que je l'examine et que je décide ensuite ce qu'il faudra faire. L'enfant est envoyé aux bains de mer et m'est adressé par mon excellent maître, M. Blache; comme il tousse encore, la mère ne veut rien faire sans mon avis.

L'enfant est pâle et maigre; il a, en un mot, l'aspect d'un convalescent. J'examine sa poitrine au moyen de la percussion et de l'auscultation; je la trouve partout en bon état, sauf à la partie postérieure et inférieure du poumon droit où je constate seulement *un peu d'affaiblissement* du bruit respiratoire. La mère, qui ne m'avait pas prévenu d'abord, m'explique ce fait en m'apprenant que son fils a eu dernièrement une pleurésie de ce côté. L'enfant tousse encore, mais va bien du reste.

Je me contente d'ordonner le lait d'ânesse (une tasse tous les matins) et des promenades sur la plage pendant le jour, pour l'acclimater. Au bout de 5 à 6 jours, la toux a complétement cessé.

Dès lors l'enfant commence par prendre 3 bains de mer chauffés, l'un à 27° Réaumur, le deuxième à 26 et le troisième à 25. Comme il les a très-bien supportés et que le temps est beau, dès le lendemain, il prend son premier bain à la mer, très-court, vers le milieu du jour, avec toutes les précautions, en un mot, dont il fallait entourer ce premier essai. Les jours suivants il continua à prendre ses bains, en les allongeant un peu plus, mais sans jamais dépasser 5 à 6 minutes; les réactions furent toujours faciles et très-bonnes.

L'enfant prend 18 à 20 bains; à la fin de la saison, il est aisé de voir combien il a profité et de ses bains et de son séjour au bord de la mer. Il a pris de l'embonpoint; son teint s'est coloré, ses forces se sont accrues et même sa taille s'est allongée; en somme, il a retiré de sa saison de bains un bénéfice très-notable.

Enfin les cinquièmes, malades depuis longtemps et présentant des symptômes opiniâtres à combattre, réclamaient pour faire leur cure avec fruit une surveillance attentive et continue, afin, dans les cas où le succès ne répondrait pas à leurs espérances, de ne pas éprouver du moins de résultat nuisible.

Les bains de mer chauffés (au nombre de 3, 4 ou 5) sont ici de rigueur pour débuter ; une fois qu'on permet d'aller à la mer, les bains doivent être pris très-courts et suspendus au besoin, si le mauvais temps l'exige, sous peine de voir la cure inutile ou même défavorable. Comme dans les autres cas, plus encore ici peut-être, il est essentiel d'obtenir à la peau une réaction vive et rapide. Dans ces cas, on a quelquefois besoin de plusieurs saisons pour compléter la guérison, comme le malade que cite M. Gaudet au bas de la page 299.

Dans les années où la température est favorable, les succès sont plus rapides. Ainsi, en 1857, j'ai vu deux dames de 22 ans environ, ayant depuis 8 à 10 mois une toux persistante malgré un très-grand nombre de moyens employés, très-amaigries, qu'on envoyait aux bains de mer, après avoir constaté, par l'auscultation et la percussion, l'absence de toute lésion importante dans l'appareil respiratoire, prendre une seule saison de bains, voir, au bout de 5 ou 6 bains leur toux disparaître pour ne plus revenir, et obtenir d'une cure de 25 à 30 bains un bénéfice inespéré, d'abord la cessation de la toux et ensuite une amélioration très-considérable de la santé générale.

A quel moment cède la *toux* contre laquelle on dirige la cure des bains de mer? Il n'y a rien de fixe à cet égard : tantôt elle disparaît dès le premier bain pour ne plus revenir; tantôt ce n'est guère qu'au bout de 3 ou 4, ou même de 7 ou 8 bains; d'autres fois enfin elle persiste plus longtemps encore.

Il n'est pas rare non plus de voir revenir au milieu de la saison une *toux* que les bains déjà pris avaient fait disparaître; légère, elle n'empêche pas de continuer la cure; intense, elle peut motiver la suspension des bains.

Ici se place une remarque fort juste de M. Gaudet, à propos des différences de température qui règnent dans les différents étés : « En général, on est frappé, pendant les étés chauds, de l'innocuité des toux apportées aux bains de mer, et de la facilité qu'elles ont à céder, sous l'influence de leur action, tandis que dans les saisons où les conditions atmosphériques sont les moins favorables, on a lieu de trouver ces états morbides plus tenaces et plus sujets à retour. »

Il faut se défier aussi, surtout dans les temps humides et brumeux, des derniers jours de septembre; ce genre de malades doit dès lors quitter les bords de la mer.

Ce n'est pas sur l'appareil respiratoire seulement, mais bien sur l'organisme tout entier que se manifestent les effets thérapeutiques des bains de mer. Bien plus, les effets secondaires se signalent, l'hiver suivant, par une aptitude moindre à contracter des rhumes.

Quelques personnes, celles qui ont toujours, comme on dit, la *poitrine grasse*, ne reçoivent pas toujours de la mer des effets bien marqués. J'en ai eu sous les yeux un exemple chez un homme gros, de 45 ans environ, sujet à des évacuations pituitaires journalières, toussant toujours un peu, et qui n'a rien obtenu d'une saison faite pourtant dans de bonnes conditions et avec toute la circonspection que réclamait son état.

L'asthme nerveux, s'il n'est pas aggravé par les bains de mer, n'en éprouve du moins pas de soulagement notable ; quelquefois pourtant il paraît retardé ou amoindri dans ses accès. Buchan dit que, dans cette maladie, l'emploi des bains ne procure aucun avantage, sans cependant que leur usage soit dangereux, et il ajoute que le docteur Brice, dans son *Traité de l'asthme*, en recommande l'usage pour prévenir le retour des accès.

Je me range tout à fait à l'opinion du Buchan lorsqu'il dit : « Personne ne penserait à envoyer un homme atteint de la phthisie pulmonaire prendre des bains de mer. Cependant, si l'on fait attention qu'il existe entre une espèce de phthisie pulmonaire et l'état scrofuleux une connexion très-intime, et qu'en outre la délicatesse et la pâleur luisante de la peau, qui sont les indices particuliers de la disposition à la phthisie, peuvent être changées par l'usage des bains d'eau salée continués pendant quelque temps, on conviendra que cette pratique, dirigée par un médecin prudent, peut être indiquée, avec quelque raison, comme un préservatif de cette trop fatale maladie. »

Ces conseils si sages qui établissent cette pratique comme une prophylaxie rationnelle ne paraîtront à personne entachés de témérité, dès qu'on choisira comme station de bains de mer un pays situé dans des conditions convenables de température, etc. Les îles de Madère, d'Hyères ne sont-elles pas les points privilégiés où ces affections se trouvent dans les conditions climatériques les meilleures, les plus favorables à la guérison ? J'ai observé, l'année dernière (1861), un fait qui vient à appui de ces idées : une jeune dame de 25 ans environ, qui a eu déjà plusieurs hémoptysies et qui conserve une toux seulement nerveuse (il n'y a rien à l'auscultation) est envoyée à Trouville pour respirer seulement l'air marin pendant toute la saison favorable ; elle continue aussi une cure de lait salé qu'elle faisait déjà à Paris ; à la fin de son séjour qui a duré trois mois, grâce au beau temps qui a régné l'an passé, et en dépit de quelques accidents nerveux qu'il fallut parfois combattre, la malade a obtenu une amélioration très-marquée et dans son état général et dans sa toux qui a presque complétement cessé.

Le coryza récent ou ancien s'arrête, ou du moins dure moins longtemps par l'effet des bains de mer auxquels on ajoute de nombreuses affusions. Seulement, si le coryza récent s'exaspère, il faut savoir suspendre la cure. S'il est chronique, il faut se souvenir qu'il est parfois d'une ténacité désespérante. On pourrait, dans ces cas, essayer des bains de tête, pris dans l'eau froide que cite Buchan, page 145, d'après un médecin de Gand, Hermand Van der Kesden (Dissertation publiée en Angleterre en 1653) bain de la moitié supérieure de la tête pendant une demi-minute à une minute.

I. *Maladies des voies digestives.*

L'action de l'eau de mer, soit en bains soit à l'intérieur sur les fonctions digestives, indique à l'avance, pour ainsi dire, combien les maladies du canal digestif pourront être heureusement modifiées par la pratique de la mer.

C'est ici le lieu de placer une remarque dont l'importance ne saurait être mise en doute : il est dangereux d'ordinaire de satisfaire, dans la progression de son accroissement, l'appétit qu'occasionnent les premiers bains de mer. Que de fois n'avons-nous pas vu l'oubli de cette recommandation suivi de désordres variés du tube digestif qui nécessitaient souvent la suspension temporaire de la cure !

Si l'imprudence peut amener divers états morbides du tube digestif, qu'adviendra-t-il des maladies variées de l'estomac et de l'intestin qui viendront, pour leur guérison, réclamer le secours de bains de mer?

Si l'on songe à l'action puissante de la médication marine sur les fonctions digestives, on remarquera tout d'abord que, dans l'exercice de cette action, la crainte de l'abus doit toujours tenir en éveil : le bain, avec affusions surtout, augmente beaucoup l'appétit ; mais il ne faut s'y livrer que modérément et peu à peu, à mesure qu'a augmenté aussi la faculté digestive et assimilatrice. C'est là un principe général applicable à tous les troubles du tube gastro-intestinal qui bénéficient des bains de mer.

Prenons quelques exemples :

α. Faiblesse d'estomac (*Dyspepsie, apepsie, bradypepsie*).

Ces troubles plus ou moins marqués des fonctions digestives que caractérise la *difficulté*, *l'inactivité*, la *lenteur* des différents actes de la digestion qui sont souvent irréguliers et capricieux, troubles qui amènent souvent chez les sujets dont ils rendent journellement la nutrition incomplète, un affaiblissement simplement nerveux ou général, éprouvent par les bains de mer unis aux affusions, une excitation des plus marquées; l'appétit très-vif qui s'ensuit a besoin, avons-nous dit, de n'être satisfait qu'au fur et à mesure du développement de la faculté digestive.

Avec ces précautions et cette modération, la cure des bains, en restaurant les fonctions assimilatrices, redonne peu à peu au système nerveux le ton qui lui manquait, au sang ses principes constituants, relève les forces et rétablit l'équilibre dans toutes les fonctions.

Nous aurions à parler ici de la gastralgie et de l'entéralgie, si nous n'avions pas traité ce sujet dans le chapitre des maladies nerveuses; qu'il nous suffise d'ajouter ici que les *gastralgies* simples ou essentielles sont les moins accessibles aux bons effets des bains de mer.

Si pourtant les douleurs gastriques sont rares et faibles et qu'il n'y ait, pour ainsi dire, que de l'irritabilité, l'action des bains avec affusions peut diminuer ou même éteindre cette exagération de la sensibilité. Mais si l'estomac est en proie à des souffrances vives et répétées, l'influence médicatrice des bains sera bien plus longue et plus difficile à obtenir.

Encore faut-il que les bains ne soient ni trop longs, ni trop continus, ni trop souvent doublés, sous peine de voir redoubler les douleurs déjà atténuées, et d'être obligé de suspendre les bains plus ou moins longtemps.

M. Gaudet a trouvé dans les douches à jet unique sur la colonne vertébrale et en arrosoir sur l'épigastre un auxiliaire souvent utile à la disparition ou à l'amoindrissement de la gastralgie. Arrêtons-nous un instant sur l'état chronique de l'embarras gastro-intestinal; ce désordre se traduit par une anorexie complète, un état saburral des premières voies, la langue très-sale, le dégoût des aliments, les coliques, des selles nombreuses ou irrégulières, avec quelques phénomènes sympathiques soit à la peau soit du côté du système nerveux.

Les personnes affectées de cet embarras avaient souvent eu recours, et sans profit, aux médications usitées en pareil cas (vomitifs, purgatifs, bains d'eau douce, etc.). Dans ces cas il est souvent utile, et quelquefois nécessaire, d'ajouter aux bains l'usage intérieur de l'eau de mer, si elle est bien supportée, et aussi des purgatifs salins; on arrive ainsi à redonner de l'appétit aux malades, ainsi que la régularité des garde-robes ; seulement il importe de surveiller avec soin les fonctions digestives au moment où elles commencent à s'exercer de nouveau, pour s'opposer, dès son apparition, au moindre désordre, et rétablir aussitôt l'équilibre.

Parmi les affections intestinales que j'ai eu plusieurs fois l'occasion d'observer, il en est une que j'ai consignée dans mes observations sous le titre de *susceptibilité intestinale*.

Enfants ou adultes, ces malades avaient pour la moindre cause leurs fonctions digestives troublées. Un simple refroidissement, le moindre changement de régime, une alimentation trop copieuse amenaient une irritation gastrique, des vomissements ou des douleurs intestinales et de la diarrhée. Ces désordres en rendant la nutrition imparfaite avaient amené d'autres perturbations, et parfois un affaiblissement plus ou moins marqué des forces générales.

Dans ces cas, l'administration des bains demande des

soins spéciaux, pour ne pas aggraver par des bains inopportuns l'affection intestinale que l'on veut guérir. Rien n'est plus commun, plusieurs causes y concourent, que de voir des personnes dont les fonctions digestives ont subi une perturbation intercurrente, continuer nonobstant les bains de mer ; cette imprudence est pourtant très-souvent punie par une aggravation de la diarrhée, quelquefois même par le développement de dysenteries ou d'entérites ; j'en parlerai plus au long au chapitre des *accidents*. Or il faut, avant toutes choses, dès qu'il survient quelque trouble (douleurs à l'épigastre, anorexie, colique, diarrhée, etc.), suspendre les bains, soigner le symtôme intercurrent par une médication appropriée, et reprendre ensuite la médication des bains de mer interrompue.

Grâce à ces précautions, grâce à quelques bains de mer chauffés au début, de 27 à 25° Réaumur d'un quart d'heure environ, puis à des bains froids de 3 à 4 minutes et jusqu'à 6 minutes, 8 minutes au plus, parfois avec affusions, bains bien supportés en général et suivis de bonnes réactions, on voit les effets thérapeutiques ordinaires se développer peu à peu dans la santé générale en même temps que se rétablit l'équilibre des fonctions digestives.

Je n'ai pas observé cette altération grave des fonctions gastro-intestinales, accompagnée d'une profonde débilitation générale, chez des sujets naturellement faibles que M. Gaudet indique sommairement page 311 et sur laquelle il dit que les bains de mer n'ont eu que peu d'efficacité. Il remarque justement le peu de réaction que les bains déterminent à la peau dans les cas de ce genre. Je pense que dans ces faits l'intervention des bains de mer doit n'être que secondaire, qu'il faut d'abord agir par les moyens diététiques et médicamenteux, et n'avoir recours aux bains que quand l'organisme a recouvré assez de force pour qu'on puisse compter, au sortir du bain, sur une réaction suffisante. Avant tout, il ne faut pas demander aux bains de mer ce qu'ils ne peuvent pas donner.

J'ai vu aussi une jeune dame de 25 ans environ qui, il y a 5 ans, à la suite de couche, a eu une *péritonite grave* laquelle a guéri, mais a été suivie de plusieurs rechutes, arriver en 1858 à Trouville affaiblie, épuisée, et reprendre là, grâce à l'air marin seul, une bonne provision de forces; recommencer en 1859 et réussir mieux encore ; prendre avec plus de succès des bains de mer chauds, en 1860; et pouvoir, à son grand profit, faire, en 1861, une cure de 30 à 35 bains à la mer, un peu espacés et pris seulement par beau temps et mer favorable.

J. *Maladies de l'appareil génito-urinaire.*

Nous avons eu peu d'occasions d'observer les effets des bains de mer sur des *maladies des reins :* dans un cas où cette affection était accompagnée d'*atonie générale* et où l'action des bains pouvait le mieux manifester sa puissance, je n'en ai pas obtenu des effets bien marqués : une légère amélioration dans l'état général résulta d'une courte saison de 15 à 20 bains ; l'épreuve fut d'ailleurs trop courte pour être concluante.

Il est une autre affection des voies urinaires sur laquelle la thérapeutique est bien impuissante encore et que j'ai vu plusieurs fois venir réclamer les bienfaits de la pratique de la mer, je veux parler de l'*incontinence d'urine*. Cette affection si fréquente et si tenace, s'est présentée le plus souvent chez des enfants, quelquefois pourtant chez des adultes ; j'ai administré des bains de mer seuls ou combinés soit avec la belladone, le fer ou même la noix vomique, et je n'ai pas, durant la saison du moins, obtenu de résultats satisfaisants. Une seule fois chez un enfant de 5 à 6 ans, les bains ont paru avoir exercé une heureuse influence sur les fonctions de la vessie : mais comme l'enfant portait depuis quelque temps avant la saison un vésicatoire à demeure, je n'oserais pas affirmer que la cessation de l'incontinence n'ait pas été surtout le fait de la dose de cantharides employé chaque jour pour le pansement de l'exutoire. Mais si les bains de mer n'ont pas manifesté d'action spéciale sur les fonctions vésicales, ils m'ont semblé dans tous les cas avoir notablement relevé les forces générales ; je ne doute même pas qu'au moment où les moyens médicamenteux ont commencé à manifester leur vertu curative, l'addition des bains de mer ne soit très-propre à activer et à compléter ces effets thérapeutiques, mais je ne pense pas qu'on puisse obtenir par les bains de mer seuls la guérison de l'incontinence d'urine.

J'en dirai autant de la *blennorrhée*, que j'ai eu bien des fois l'occasion d'observer. Même dans les cas où le malade affaibli avait à demander aux bains le bénéfice, qu'ils rendent si bien, de fortifier la santé générale, j'ai dû, pour tarir tout à fait ces écoulements si tenaces, avoir recours aux astringents, aux balsamiques et quelquefois aux ferrugineux.

L'*anaphrodisie*, qui résulte seulement d'excès de toute sorte qui ont aboli la virilité, sans porter une atteinte grave à la santé générale, éprouve un bénéfice plus marqué des bains de mer, même celle qui a été traitée, sans succès, par un grand nombre d'autres moyens.

Il suffit de leur faire prendre des bains courts pour que la réaction se fasse bien : nous leur associons d'ordinaire des douches le long de la colonne vertébrale, surtout sur la région lombaire. On obtient ainsi chez les sujets qui ne sont pas trop épuisés, en une ou deux saisons, tous les effets que l'on peut attendre. Il va sans dire qu'il faudra en même temps, faire de l'exercice et suivre un régime analeptique.

La *spermatorrhée* vient plus souvent encore, et avec raison, réclamer les bienfaits de la médication marine. Le succès sera d'autant plus certain que les troubles généraux seront moins considérables. Les malades atteints de cette maladie sont quelquefois jeunes et peu affaiblis ; chez eux les bains de mer ont une action promptement et facilement efficace ; s'ils sont plus âgés, mais peu débilités encore, l'influence de la pratique de la mer sera encore puissante et active ; les bons effets ne seront obtenus qu'au bout d'un temps plus long, mais ils ne seront pas moins réels. Quand au contraire les fonctions nerveuses auront subi une détérioration trop profonde, les résultats qu'on pourra espérer de la cure ne seront plus que médiocres et incomplets.

Dans les cas les plus curables, la spermatorrhée s'est accompagnée de troubles nerveux (céphalée, étouffements, palpitations, etc.), de faiblesse générale et d'un peu d'hypocondrie.

Dans quelques cas plus graves, il s'est montré des accidents nerveux plus importants (hypocondrie, mélancolie, affaiblissement de la mémoire, trouble dans le développement de l'intelligence, vertige, insomnie, etc.); ils avaient été traités inutilement par bien des moyens, mais l'usage des bains et des lavements froids les avait déjà un peu améliorés.

On peut souvent faire débuter ces malades par des bains, mais par un beau temps et à une heure convenable ; parfois il sera mieux de commencer par quelques bains de mer tièdes.

Dès que les malades vont à la mer, il y a tout avantage à faire ajouter aux bains, avant et après, quelques affusions. On peut même, à la fin de la saison, faire doubler les bains de temps en temps, lorsqu'un seul bain n'occasionne pas trop de fatigue.

Quand la maladie n'est pas trop invétérée et que les désordres ne sont pas trop profonds, il suffit quelquefois d'une seule saison de bains pour arriver à un succès complet. Mais dans les cas les plus graves, il est rare qu'on obtienne autre chose qu'une simple amélioration passagère.

Cette affection, comme le remarque M. Gaudet, peut tirer auxiliairement parti des douches froides dirigées sur tout le pourtour du bassin, aussi bien que du régime alimentaire froid. Dans quelques cas où la cure des bains s'est faite avec succès, j'avais seulement ajouté aux affusions des douches répétées sur la région lombaire.

Déplacements de l'utérus.

Flexions ou versions totales ou partielles, ces lésions de position dues la plupart du temps à plusieurs couches trop rapprochées, ou à quelque accouchement laborieux ou à quelque avortement, donnent ordinairement lieu à des symptômes divers, physiques et physiologiques, locaux et généraux, symptômes qui avaient déjà nécessité l'emploi de remèdes très-divers (repos, émollients, calmants, puis toniques, antispasmodiques, astringents), et dans quelques cas enfin l'usage de la ceinture hypogastrique.

Quel est, dans ces cas, le but auquel on veut atteindre : modifier l'élément locomoteur en donnant aux ligaments de l'utérus plus de fermeté, en les rendant plus résistants de trop lâches qu'ils étaient, comme dit M. Chassaignac (1) ; ainsi agissent les bains de mer, comme les eaux sulfureuses, et les médications toniques.

S'il n'y a qu'abaissement, le mal étant simple cède avec une grande facilité à la médication des bains de mer qui sont alors très-facilement supportés. Lorsqu'il y a déviation, comme il s'y joint toujours un peu d'irritation, il est essentiel de veiller aux premiers bains surtout et de les suspendre aussitôt que se montre le moindre signe d'excitation. Si je regarde avec M. Gaudet l'immersion et les affusions comme des auxiliaires indispensables des bains dans ces maladies, je ne pense pas avec lui qu'on doive *assez souvent* en donner *deux* dans la journée ; je crois au contraire qu'il faut très-rarement avoir

(1) *Abeille médicale* du 5 mai 1854, p. 123.

recours à cette mesure ; j'ai vu si souvent les bains doublés être mal supportés et amener des accidents, que je les conseille peu et les permets rarement.

Pendant qu'on cherche à obtenir des bains de mer un effet local pour des ligaments trop lâches, on obtient aussi un effet général qu'il est rare de n'avoir pas à rechercher aussi dans la plupart des cas de ce genre qui réclament la pratique de la mer.

Or 25, 30 et même 35 bains, nombre qu'il ne faut guère dépasser, suffisent pour atteindre à ce double but. On voit des femmes souffreteuses, condamnées à vivre sur un canapé, retrouver au bout d'une saison leurs forces et la faculté de se promener, faculté qu'il fallait surveiller, crainte d'abus, et obtenir à un double titre une amélioration aussi complète qu'inattendue.

Certaines particularités de la santé des femmes, pendant leur cure, demandent des soins spéciaux : ainsi la constipation qui leur est naturelle peut être augmentée par le fait des bains ; des lavements d'eau de mer combattront avantageusement cet état ; s'il survient de la surexcitation générale avec congestion du côté de la tête, on y remédiera par quelques bains d'eau de mer chauffée à 24, 25° Réaumur et de 10 à 12 minutes environ.

Il y a toutefois une circonstance plus importante encore et sur laquelle je dois m'arrêter quelques instants : il s'agit des phénomènes d'irritation dont l'utérus devient le siége aux approches ou à la suite de la période menstruelle. M. Gaudet, qui a observé ces signes d'excitation seulement après les règles, en donne une explication mécanique qui cesse d'être satisfaisante quand on voit ces symptômes actifs se développer avant l'époque et quelquefois même prendre de plus graves proportions. Cet éminent hydrologue insiste sur l'importance qu'il y a, pour obtenir de la saison tout le bien possible, de prendre encore quelques bains après l'époque menstruelle; j'ajouterai qu'il n'importe pas moins aux approches de la période, de savoir s'arrêter à temps, dès qu'apparaît le moindre signe d'irritation des annexes de l'utérus, pour ne pas arriver à compromettre d'une manière bien plus sérieuse les résultats définitifs qu'on devait attendre de la saison des bains.

Ces résultats pour être complets ont souvent besoin de deux ou de trois saisons; aussi voit-on ces malades pratiquer la mer plusieurs années de suite, et il n'est pas rare non plus qu'une grossesse consécutive vienne attester la plénitude du rétablissement.

Engorgements et ulcérations du col utérin.

Suites le plus souvent soit d'avortements, soit de couches laborieuses, soit même de simples dérangements dans la menstruation, lesquels parfois aussi ne font que coïncider avec ces lésions elles-mêmes, les engorgements et les ulcérations du col utérin, à des degrés très-différents, sont pour les malades une indication très-fréquente des bains de mer.

Ces malades y arrivent soit très-affaiblies par la maladie utérine, soit énervées par le long repos qu'elles ont gardé, soit fatiguées de toutes les médications qu'on a dû leur faire suivre tour-à-tour. Quelquefois la malade qui vient au bord de la mer, grâce à des cautérisations suffisamment répétées, est guérie des ulcérations qu'elle avait au col utérin; elle reste toutefois *faible* et *souf-*

frante ; sa santé générale ainsi que l'état local demandent à être raffermis par une saison de bains de mer. Ajoutons que ces altérations du col de l'utérus ont produit, au bout d'un certain temps, des désordres variés dans le système nerveux. Je ne cite que pour mémoire la leucorrhée, comme symptôme des lésions dont il s'agit, parce qu'elle est un signe fort infidèle dans les affections utérines, qu'elle peut exister sans elles et que son abondance n'est pas du tout en proportion de l'intensité de la lésion. Je me réserve d'ailleurs d'en parler plus longuement dans un chapitre à part, après avoir achevé ce qu'il nous reste à dire sur les engorgements et les ulcérations.

La pratique de la mer, dans ces sortes d'affections, demande à être dirigée avec une grande prudence, pour que ce moyen de guérison ne devienne pas une cause d'exacerbation du mal. Le plus souvent c'est l'abus et non l'usage qui est nuisible. Il faut débuter, d'ordinaire, par quelques bains tièdes, et pour les premières fois que la malade va à la mer, choisir les jours où la mer ne sera ni forte ni houleuse. Très-sensibles, les premiers bains, à l'impression du froid en entrant dans la mer, elles perdent bientôt cette extrême susceptibilité. Parfois l'écoulement menstruel paraît, d'autres fois la leucorrhée reparaît ou redouble, quelquefois les douleurs péri-utérines se réveillent ou s'exaspèrent. Malgré le redoublement de ces symptômes, fait qui n'est pas très-rare, il ne faut pas interrompre la cure : car bientôt on voit se relever les forces générales de la santé. Toutefois, dans quelques cas, si les phénomènes de douleur locale, ou d'écoulement sanguin devenaient trop intenses, il serait utile et parfois nécessaire de recourir aux émollients et aux calmants, à un peu de repos, ou même à quelques bains d'eau douce, pour arriver à calmer l'exagération de ces symptômes locaux.

Dans cette maladie, la durée des bains est toujours courte et ne doit pas dépasser de 4 à 6 minutes. — Il faudra même prescrire du repos de temps en temps, surtout s'il y a houle. Ces temps de repos plus ou moins fréquents seront d'ailleurs subordonnés à l'état de la malade et à celui de la mer. Ces règles de conduite sont conformes à celles que prescrit M. Gaudet, qui cite d'ailleurs, page 224, à ce sujet, une courte observation qui infirme les principes précédemment émis : chez cette jeune femme en effet, « des bains courts ramenaient chaque fois un certain degré d'écoulement sanguin, lequel ne fut maintenu que par des séjours de sept à huit minutes dans la mer. »

Rarement, dans ces cas, il faut permettre des bains doubles, dit M. Gaudet; il est préférable de les interdire tout à fait, crainte d'abus, si l'on songe que les personnes les plus raisonnables abusent de l'exercice, font des saisons trop longues et à cause de cela *irritantes*, et s'exposent aux refroidissements qu'amènent les vicissitudes si brusques et si fréquentes de l'atmosphère. Cependant les femmes doivent continuer l'usage des injections résolutives et astringentes *froides* qu'on leur aura prescrites, en venir, au besoin, aux injections émollientes et n'employer que comme essai et lorsque toute irritation a disparu, les injections d'eau de mer, cette eau dont les propriétés calmantes et toniques s'exercent mieux sur la santé générale que sur l'état local.

Deux fois j'ai été témoin d'accidents tout à fait semblables à ceux que signale M. Gaudet, page 226, et je reconnais toute l'importance des conseils de prudence que donne avec tant de raison cet honorable praticien.

Est-il étonnant, quand la santé des femmes est si facilement modifiée par l'action des bains de mer, que les effets secondaires de ces bains soient parfois si marqués ?

S'il faut plusieurs saisons pour guérir celles de ces affections qui sont plus invétérées et plus profondes, les femmes ne doivent jamais, malgré leur habitude des bains, dépasser de 5 à 6 minutes, en raison de leur vive susceptibilité à l'action de la mer.

S'agit-il de symptômes provenant de la maladie de l'utérus ou d'épiphénomènes, causes de douleurs, d'inquiétudes, les bains exercent sur tous ces phénomènes une action curative puissante et les font disparaître aisément en une ou deux saisons.

Leucorrhée.

Cette affection, d'intensité variable, continue ou intermittente et succédant alors à la période menstruelle, se remarque souvent chez des jeunes filles ou des jeunes femmes, plus ou moins chlorotiques, ou tout au moins très-lymphatiques ; en effet les désordres variés du côté de l'estomac et du système nerveux principalement appartiennent la plupart du temps aux altérations de la santé générale ; la maladie locale n'est guère accompagnée que de douleurs siégeant surtout dans le voisinage (douleurs circonvoisines de M. Gerdy), à l'hypogastre, dans les régions iliaques ou aux lombes.

Ces malades affaiblies, amaigries, marchant difficilement sont envoyées aux bains de mer après avoir essayé sans succès bon nombre d'autres moyens de traitement.

A leur arrivée, soit par le fait seul de leur déplacement, soit par l'effet excitant de l'air marin, les leucorrhéïques éprouvent déjà une amélioration légère et un certain retour des forces.

On peut commencer par des bains à la mer, mais très-courts d'abord, de 2 à 3 minutes, en augmentant progressivement, sans dépasser 7 à 8 minutes et en interrompant de temps en temps, dès qu'il se manifeste un peu trop d'irritation ou de fatigue et de courbature.

Je n'ai pas associé aux bains de mer les douches dirigées autour du bassin dont parle M. Gaudet et qui lui ont souvent été utiles : j'ai voulu, dans quelques cas, utiliser localement, au moyen d'injections, de l'eau de mer soit pure, soit mitigée ; et j'ai plus d'une fois remarqué que ces injections éveillaient ou augmentaient singulièrement les symptômes d'irritation vaginale.

Bientôt, si la cure des bains s'est faite avec prudence, la leucorrhée cède, non toutefois sans s'être accrue pendant quelques jours, comme si la médication marine avait agi par une sorte *d'action susbtitutive.* Je suis pourtant plus porté à croire que le traitement des bains de mer guérit les écoulements leucorrhéiques surtout en améliorant les diverses fonctions, en restaurant ainsi la santé générale.

Et cependant il n'est pas rare non plus que quelques malades, tout en éprouvant les effets toniques des bains sur la santé générale, n'en ressentent aucun bien au point de vue de la leucorrhée. Outre ces cas peu nombreux, on en voit encore d'autres qui pour obtenir une guérison complète ont dû revenir plusieurs années de suite aux bords de la mer. J'ai vu, en 1861, chez deux petites filles, l'une de 6 ans, l'autre de 4 ans, très-lymphatiques, mais bien portantes d'ailleurs, toutes deux *leucorrhéiques*, l'aînée depuis 2 ans, la plus jeune depuis 6 mois, l'écoulement blanc cesser d'une manière définitive vers le milieu de la cure qui dura six semaines, en même temps que leur santé générale s'affermissait et se fortifiait ; les bains, au début, avaient augmenté l'écoulement et ramené le mal à l'état subaigu ; cette surexcitation une fois calmée et les bains repris, l'amélioration fut dès lors continue et progressive.

Stérilité.

La prescription des bains de mer dans les cas de stérilité et leur réputation d'efficacité ne datent pas d'hier. On sait combien est grande sur cette question la crédulité du public pour un bon nombre d'eaux minérales, et combien sont peu fondées la plupart des opinions formulées à ce sujet Mais si l'exagération de l'opinion est réelle à cet égard, en tant que *propriété spécifique*, il faut reconnaître aussi qu'un bon nombre d'eaux soit sulfureuses, soit salines, soit ferrugineuses, arrivent par leurs vertus excitantes à développer dans des organisations délabrées une aptitude à la procréation qui n'existait pas auparavant ou avait cessé d'exister. C'est en vertu de propriétés semblables que les bains de mer montrent leur efficacité dans la stérilité, et non point par une action spécifique dont rien ne rend suffisamment compte.

Très-rare chez l'homme où elle dépendrait d'altérations soit des organes excréteurs ou des conduits, soit du liquide prolifique lui-même, la stérilité est d'une fréquence relative plus grande chez la femme, sans pour cela que les conditions diverses, anatomiques, physiologiques, ou pathologiques, causes de cet état, aient pu être élucidées par des recherches suffisamment exactes qui permettent de donner à ce chapitre un développement assez sérieux pour échapper au reproche qu'ont trop souvent encouru les auteurs, même récents, qui ont traité ce sujet.

Sans vouloir donc pénétrer trop avant dans cette étude, qu'il nous suffise de faire remarquer que la stérilité résulte fort souvent de maladies variées de l'utérus : dès lors en guérissant celle-ci, l'état atecnique lui-même disparaît. De même la stérilité qui est sous l'influence de l'anémie, par exemple, sans lésion utérine, cède aussi à l'action des bains de mer, résultat bien probable, si l'on songe aux bons effets que produit la pratique de la mer dans la plupart des états généraux caractérisés par la faiblesse. C'est même dans cette dernière catégorie que j'ai vu les bains de mer montrer une grande efficacité sur de jeunes femmes jusqu'alors faibles et stériles, en même temps que se montrait l'action favorable des bains sur leur santé générale. La plupart des accoucheurs envoient aux bains de mer les femmes qui ne peuvent avoir d'enfants ; M. le docteur Alexis Moreau, qui porte si dignement le nom paternel, m'a dit les avoir plusieurs fois conseillés avec succès à des femmes qui n'avaient pu concevoir. Je croirais assez que le changement de régime, d'air, d'habitudes concourt au même but que la cure des bains dans les cas dont il s'agit.

Disposition aux avortements.

Bien que cette disposition résulte le plus souvent d'une faiblesse naturelle ou acquise de la constitution, ou encore d'une des affections utérines dont nous venons de parler, il importe d'en dire un mot à part, en raison de la fréquence de ce genre d'accidents et des secours efficaces qu'on peut espérer de l'action des bains de mer pour conjurer ces accidents.

Il y a longtemps d'ailleurs qu'on a reconnu l'utilité des bains froids en général contre cette disposition. A elle viennent s'ajouter souvent des douleurs circonvoisines rarement continues, mais s'exaspérant à la moindre cause occasionnelle; on comprend que l'affaiblissement de la santé générale qui coïncide souvent avec cette faiblesse utérine est un motif de plus pour recourir aux bains de mer. Aussi les accoucheurs modernes ne manquent-ils pas d'envoyer aux bords de la mer les personnes stériles ou sujettes aux avortements. C'est ainsi, par exemple, que M. le docteur Alexis Moreau, dont j'aime à citer les idées pratiques, recommande aussi ces bains *aux femmes qui ont eu des fausses couches répétées. Bien entendu,* ajoute-t-il avec un grand sens pratique, *ce conseil leur est donné, quand il n'y a aucun signe de grossesse nouvelle, et dans le but de modifier certaines constitutions soit localement, soit d'une manière générale.*

Or, il est remarquable de voir dans ces cas (et alors les bains sont toujours bien supportés) avec quelle rapidité s'améliore l'état général de la santé, ce qui est le meilleur indice de l'amélioration corrélative de la faiblesse utérine.

Les douleurs lombaires se trouveront bien, dans ces cas, de l'addition aux bains du choc de la vague et des affusions faites, avant et après le bain, le long du dos et dans la région des lombes.

Les effets secondaires se développent souvent plus tard très-marqués, et il n'est pas rare de voir une grossesse subséquente parcourir régulièrement ses périodes et arriver à son entier accomplissement.

K. *Maladies de la peau.*

La forme aiguë des affections cutanées non-seulement ne réclame pas, mais encore interdit l'usage des bains de mer.

C'est seulement dans les formes chroniques qu'ils doivent être employés ; encore ne faut-il pas le faire indistinctement.

L'air, l'eau et les bains de mer, sont surtout efficaces contre les dermatoses qui tiennent à la prédominance du tempérament lymphatique, cette cause si fréquente des maladies de la peau.

Certaines formes ne persistent qu'à cause de l'influence prépondérante d'un mauvais état de la santé générale, d'un état cachectique, par exemple : tel était les cas des pemphigus dont parle M. Gaudet, page 330, et qui furent guéris en deux saisons par l'usage simultané des bains de mer et d'eau de mer en boisson. J'ai vu une jeune fille de 5 ans qu'on a amenée en 59, 60 et 61 prendre les bains de mer pour un pemphigus qu'elle avait depuis l'âge de 2 ans et dont les éruptions fréquentes et intenses étaient très-douloureuses surtout aux pieds et aux mains. La 1re année, la saison fut difficile à compléter, tant les éruptions successives laissaient peu d'intervalle; la 2e année, l'état général était déjà meilleur, la cure fut plus longue et plus facile ; dès lors les éruptions furent bien moins fréquentes et bien plus discrètes. La 3e année 61 (elle a 7 ans,) sous l'influence du mieux très-prononcé de l'état général, l'éruption pemphigoïde n'a plus reparu.

En 1858, une dame de 45 ans qui depuis plusieurs années avait, à chaque époque menstruelle, une éruption de *purpura hemorrhagica* et dont la santé générale laissait d'ailleurs beaucoup à désirer, vint prendre les bains de mer à Trouville et obtint d'une cure de 25 à 30 bains à la mer une amélioration genérale et locale très-marquée.

J'ai vu aussi chez des enfants certaines formes d'eczémas, par exemple, des plaques eczémateuses isolées au pli du coude et aux creux du jarret, après s'être un instant ravivées, céder peu à peu à l'usage des bains de mer et arriver à une guérison complète. Les eczémas qui occupent de plus larges surfaces sont plus tenaces et exigent des doses plus considérables de bains et d'eau de mer en boisson ; encore la guérison, quand elle arrive, se fait-elle bien plus longtemps attendre.

M. Gaudet a vu un *herpès preputialis*, qui n'avait pu supporter les bains de sous-carbonate de potasse sans en être irrité, guérir à la suite d'une saison de bains de mer chauds et froids ; il put, l'année d'après, constater la persistance de cette guérison.

Par contre, sur deux cas d'*acné rosacea* qui ont été

soumis à mon observation, j'en ai vu un céder à l'effet d'une saison de 30 bains de mer pris avec méthode; dans le second cas, le résultat obtenu fut peu marqué; la malade se découragea avant même d'être arrivée à une demi-saison de bains. Les lotions d'eau salée, les bains de mer sont également recommandés par M. Devergie, dans son traité des maladies de la peau, pour la plupart des formes de cette maladie.

M. Gaudet, qui n'a pas été heureux dans les cas d'*acné rosacea* qu'il a observés (il avait peut-être affaire à cette forme spéciale dont on fait souvent une espèce à part sous le nom de couperose), a vu les bains de mer guérir une mentagre pustuleuse de date récente, diverses formes d'*impetigo*, des *teignes faveuses*, affection dont M. le docteur Affre nous cite aussi des cas de guérison, le lichen, le *prurigo*, l'érythème, l'ichthyose et le *pityriasis capitis*.

Enfin une des indications les plus formelles de la pratique de la mer dans les maladies de la peau consiste dans l'emploi de ce moyen après la guérison des affections cutanées pour empêcher les récidives. Je trouve la confirmation de cette idée dans le traité des maladies scrofuleuses de mon savant ami, M. le professeur Lebert, qui dit, page 252 : « Les bains salés conviennent surtout après la guérison des éruptions pour empêcher les rechutes : ils ont en même temps une action salutaire sur l'ensemble de la constitution. »

On voit souvent, pendant la saison des bains, le visage des baigneurs, qui était parsemé de ces farines, de ces lamelles furfuracées si communes à tout âge, se nettoyer sous l'influence des bains et reprendre une netteté parfaite.

La peau, sous l'influence de causes diverses, peut être le siége de sueurs trop abondantes ou d'une absence complète de perspiration, états contraires, résultant également de causes débilitantes, qui se rencontrent chez des personnes d'une extrême sensibilité aux influences atmosphériques, se fatiguant facilement et tombant peu à peu dans la tristesse et la mélancolie.

Nous en avons eu quelques exemples sous les yeux ; d'ordinaire nous avons fait commencer la cure par des bains de mer très-courts ; M. Gaudet veut qu'on les fasse débuter par des bains tièdes. On conçoit que dans quelques cas cette précaution soit excellente. Il est utile aussi, comme le fait remarquer M. Gaudet, de prémunir avec beaucoup de soin ces personnes contre l'action de l'air marin.

En général, après une saison de bains, les fonctions de la peau se trouvent singulièrement améliorées, en même temps que s'améliorent les conditions générales de la santé et aussi la force de résistance de la peau contre les influences atmosphériques.

L. *Maladies chirurgicales.*

Les deux séries principales de maladies chirurgicales, qui viennent réclamer le bénéfice de la médication marine sont, d'une part, les maladies des articulations, dans la forme chronique, bien entendu, puis les diverses affections des os.

Les maladies chroniques des articulations, entorses ou engorgements anciens, se trouvent en général très-bien des bains de mer avec des douches à basse température, ou du choc de la vague, ou même de l'application de compresses imbibées d'eau de mer. Il est aisé de comprendre que la faiblesse seule, sans gonflement, persistant dans une articulation qui a été le siége d'une entorse, recevra des bains de mer une influence d'autant plus favorable que ce moyen, outre son action locale, agit puissamment aussi sur la santé générale.

Si le gonflement de la jointure est le résultat lui-même d'une maladie ancienne et persistante, telle qu'une hydarthrose, la cure des bains devra être plus longue, quelquefois même double et triple, pour arriver à la guérison de l'articulation malade.

Dans la nécrose des os longs, du tibia, par exemple, les bains sont appelés à rendre plusieurs genres de service. — D'abord en imprimant aux parties malades une activité fonctionnelle plus grande, ils accélèrent sensiblement l'élimination des portions du sequestre; plus tard, au moment où la cicatrisation est en train de se faire, les bains de mer agissent aussi favorablement sur les plaies en voie de guérison et consolident même les cicatrices minces et squammeuses qui adhèrent aux os, à la crête du tibia, par exemple.

Chez tous les sujets, mais plus particulièrement chez ceux qui offrent à un haut degré les attributs du tempérament lymphatique, les bains de mer exercent une action éminemment favorable sur les membres qui ont été le siége de *fractures*, lesquelles ont laissé après elles de la faiblesse, du gonflement et même de la claudication.

Les ankyloses incomplètes et récentes peuvent aussi, au moyen des bains de mer et des douches, recouvrer la totalité ou une bonne partie de leurs mouvements.

Les varices peu anciennes et peu développées, comme

sont celles qui apparaissent sous l'influence de causes temporaires, cèdent bien aux bains de mer.

Il en est de même des varicocèles au début.

M. Gaudet a vu une légère hydrocèle, revenue après l'opération, diminuer d'abord sous l'influence de cinquante bains, puis se résorber entièrement. Moins heureux, dans des circonstances analogues, j'ai vu chez un de mes malades, qui éprouva d'ailleurs, sous d'autres rapports, de sa saison de bains, un si grand bienfait, une hydrocèle légère traitée par la simple ponction se reproduire ensuite, et n'obtenir des bains aucune résorption appréciable.

D'après M. Gaudet, les engorgements chroniques de l'épididyme, grâce aux bains de mer, deviennent moins sensibles et se résolvent. Je n'ai vu aucun fait de ce genre. Comme lui, j'ai vu plusieurs fois des femmes affectées de *glandes* au sein venir en demander, vainement, la disparition aux bains de mer. Comme lui aussi j'ai constaté, au bout de bains longs et nombreux, la cicatrisation complète de fistules profondes, pareille à celle du creux axillaire dont il cite la guérison.

L'eau de mer, dans beaucoup de cas, accélère la cicatrisation des plaies quelque irrégulières et sinueuses qu'elles soient. Et en effet, même chez des habitants du bord de la mer affectés de plaies résultant de ganglions suppurés et à orifices multiples, après avoir été frappé du mauvais aspect de ces plaies, j'ai été à même de remarquer, en toute saison, l'extrême rapidité avec laquelle ces plaies se fermaient sous l'influence seule de lotions souvent répétées d'eau de mer.

A. INDICATIONS.

2° *Aux bains de mer chauds.*

Il peut arriver que les bains de mer froids ne soient pas applicables et qu'au contraire les bains de mer chauffés puissent être utiles.

C'est ainsi que les bains de mer chauffés conviennent très-bien aux *jeunes enfants*, dès les premiers mois de la vie, jusqu'à 3 et 4 ans, s'ils sont faibles, nerveux ou lymphatiques.

Les femmes, pendant leur *grossesse*, nerveuses ou lymphatiques, trouveront aussi, dans les bains de mer chauffés, un remède inoffensif qui calmera leur système nerveux et donnera du ton à la mollesse de leurs fibres et à l'inertie de leurs actes fonctionnels.

Les personnes *avancées en âge*, chez lesquelles aucune cause autre que l'âge ne vient contre-indiquer la pratique des bains de mer, dès que la réaction ne se fait pas d'une manière complétement satisfaisante, devront se contenter de prendre des bains d'eau de mer chauffés, moins actifs, il est vrai, mais aussi d'une innocuité à peu près complète.

Les personnes auxquelles les bains de mer sont ordonnés, et qui ne peuvent vaincre leur répugnance pour les bains à la mer, trouvent aussi dans les bains de mer chauffés un moyen secondaire, moins efficace, sans doute, mais qui n'est pas sans valeur.

J'en dirai autant des femmes qui *allaitent* et dont la santé réclame l'usage des bains de mer, et même de celles dont l'idiosyncrasie résiste aux bains froids.

Les bains de mer chauds peuvent encore rendre des services signalés aux anémiques dont la débilitation est trop profonde pour qu'on puisse les envoyer à la mer.

Les rhumatisants, les goutteux, les hystériques, les épileptiques, si l'état général de leur santé les réclame, peuvent, en général, sans inconvénient, prendre des bains de mer chauffés.

B. CONTRE-INDICATIONS.

1° *Aux bains de mer froids.*

Elles sont de deux ordres :

A. *Physiologiques.*
B. *Pathologiques.*

1° Physiologiques.

Parmi les contre-indications qu'indique la saine physiologie, l'*âge* est assurément la plus importante.

Première enfance. Si l'on songe que dans les premières années de la vie les organes sont peu formés et les fonctions irrégulières, si l'on réfléchit d'un autre côté à l'activité de leur respiration, à leur motilité incessante, qui leur permet de retirer du séjour seul au bord de la mer une excitation marquée et une tonicité suffisante, on sera amené à penser avec nous qu'avant 4 ou 5 ans, on ne doit pas en général conduire les enfants à la mer.

Il faudra seulement leur faire respirer le plus possible l'air marin, dans le courant de la journée, et, par exemple, les faire jouer sur les plages sablonneuses, le plus longtemps possible, à l'air vif et pur, au soleil, la tête couverte.

Tous les ans je vois des exemples fâcheux de cette ardeur imprudente des parents qui les porte à baigner dans la mer, même des enfants *de* 8 *à* 10 *mois !* Je ne saurais trop m'élever contre cette pratique aussi périlleuse que peu motivée, en dépit de quelques exemples heureux. Je dirai même, en passant, que je considère comme un acte de témérité le déplacement, spontané ou non, de parents qui apportent aux bords de la mer un jeune enfant âgé de quelques mois à peine; si jeune, il aura plus à craindre du voyage qu'à espérer de l'air marin. Plus d'un exemple de fâcheuses odyssées de ce genre n'autorise que trop ma réserve à cet égard.

Je sais bien qu'en proscrivant les bains de mer dans les premières années de la vie, je vais contre l'opinion de beaucoup de praticiens, surtout en Angleterre où l'abus de l'eau froide commence pour ainsi dire avec la vie ; mais je préfère de beaucoup m'accorder sur ce point avec les médecins plus réservés, qui ont toujours présent à l'esprit le précepte de Celse : *primùm non nocere*. Je suis tout à fait du même avis que M. le Dr Alexis Moreau, qui ne conseille pas les bains de mer pour les très-jeunes enfants (jusqu'à 2 et 3 ans), et je suis même plus timoré que lui ; car à 2 et 3 ans, et même à 4, je préfère encore les bains de mer chauds.

M. Gaudet, en donnant comme contre-indication, les *premiers mois de la vie*, admet que dès la première année on peut mener les enfants à la mer. Il suit en cela la méthode anglaise, qui nous semble bien hardie.

Plus réservé que lui, M. le Dr Edouard Auber pense qu'on ne doit pas conduire à la mer les enfants au-dessous de 2 ans et que dans ce cas il est encore prudent de les faire préluder aux bains à la lame par des bains chauffés, à température progressivement décroissante.

Profondément convaincu que, dans les premières années de la vie, l'enfant reçoit une excitation suffisante de son séjour au bord de la mer, et que d'ailleurs le bain de mer chauffé est lui-même un moyen thérapeutique d'une valeur réelle, outre son innocuité, j'emploie de préférence, jusqu'à 4 ans, ces bains chauffés, et mitigés au besoin, d'une durée moyenne de dix à douze minutes, bains qui, dans l'occasion, deviennent la préparation la plus naturelle aux bains à la mer. Je sais bien qu'une pratique plus hardie, dont je cite moi-même un exemple (page 57) a donné parfois des résultats très-avantageux et presque inattendus ; mais quelques cas heureux ne sauraient prévaloir contre les motifs de prudence qui font préférer, au premier âge, soit le séjour seul au bord de la mer, soit les bains de mer chauffés.

Vieillesse. Si le bain de mer doit être considéré comme un remède beaucoup plus convenable à la jeunesse qu'aux personnes d'un âge avancé, il faut ajouter que celles qui ont été accoutumées dès l'enfance, à faire usage des bains froids, peuvent parfois les continuer pendant toute leur vie, et même en retirer de bons résultats : mais si, à un certain âge, on n'en a pas une grande habitude, on ne doit commencer à les prendre qu'avec de grandes précautions. Encore voit-on des personnes qui dès longtemps habituées à la mer, aux bains dont elles avaient tiré jusqu'alors avantage, ne les prennent bientôt plus avec le même succès ; que dis-je ? elles en éprouvent quelquefois des effets défavorables. Que d'exemples fâcheux à opposer à quelques exceptions heureuses qui se sont bien trouvées de bains de mer pris à un âge avancé ! Aussi est-ce pour nous une opinion bien arrêtée dans notre esprit que *plus on avance en âge, plus on doit être réservé dans l'usage des bains de mer ;* et les motifs en sont bien simples ; c'est que plus on avance en âge, plus on voit se développer aisément les états pathologiques divers (congestions, apoplexies cérébrales, pulmonaires, hypertrophies, anévrismes) qui forment des contre-indications formelles aux bains de mer.

Un moyen, toujours inoffensif, destiné à remplacer le bain à la mer, quand celui-ci n'est plus opportun, est le bain de mer chauffé, et parfois mitigé, de 15 à 20 minutes de durée et répété à des intervalles divers, suivant les circonstances.

État de grossesse. « Quant à l'application des bains de mer dans *l'état de grossesse*, dit M. Gaudet, s'abstenir est la règle, se baigner est l'exception. » « D'une manière générale et sauf de rares exceptions, nous dit M. le docteur Alexis Moreau, je ne donne pas le conseil aux femmes enceintes de prendre des bains de mer ; les propriétés excitantes de l'eau salée en activant chez elles les systèmes nerveux et circulatoire, peuvent compromettre la grossesse ; le choc de la vague leur est aussi préjudiciable ; et je pourrais citer plusieurs observations qui ne laissent aucun doute dans mon esprit sur le danger des bains de mer dans ces circonstances. »

Ici encore on trouve un certain nombre de praticiens, et des plus distingués, qui n'hésitent pas à prescrire les bains de mer à des femmes en état de grossesse ; malgré cette divergence, je n'en persiste pas moins à penser que c'est là un acte de témérité, quelquefois couronné de succès, je le veux bien, mais par contre fertile en revers.

Sur ce sujet d'ailleurs, pour lequel je suis consulté presque tous les ans, il peut se présenter plus d'une question à débattre. Une jeune femme voit tout à coup ses époques manquer : les seins se gonflent ; l'aréole brunit, l'appétit se perd ; il y a du dégoût, des nausées, des vomituritions, quelquefois même des vomissements ; il existe des douleurs hypogastriques ou iliaques : la probabilité de la grossesse doit à mon sens, dans ces cas, faire défendre les bains de mer. Il faut au contraire les conseiller s'il n'y a aucun signe qui rende probable la supposition de grossesse. Il y a aussi une distinction à faire entre les femmes qui se trouvent dans cette situation difficile à déterminer : c'est ainsi qu'on pourra autoriser à se baigner celles dont la santé a toujours été bonne, dont les couches ont toujours été heureuses, beaucoup plus facilement que les femmes faibles et nerveuses et qui ont eu déjà une ou plusieurs fausses couches.

L'*allaitement* n'est pas un motif aussi grave que la grossesse pour la proscription des bains de mer. Souvent il est vrai la santé des mères ou des nourrices n'a nullement besoin des bains à la mer ; il suffit en effet du séjour sur le rivage ou même des bains de mer chauffés pour relever les forces abattues des jeunes mères qui pour allaiter n'ont consulté que leur courage. Mais dans les cas où, malgré une bonne constitution qui permet l'allaitement, il existe une prédominance nerveuse marquée, les bains de mer peuvent être réellement utiles.

Seulement il faut savoir qu'en règle générale l'abstention convient aux nourrices et que si, par dérogation à cette règle, la santé de quelques-unes réclame les bains de mer, leur emploi doit en être essentiellement prudent et modéré.

Il est quelques personnes chez lesquelles une disposition particulière et spéciale ne permet pas l'usage des bains froids. Cette *idiosyncrasie*, qui est rare d'ailleurs, s'oppose aussi aux bains de mer et doit être respectée. J'en ai cité deux exemples page 84.

Enfin il y a des femmes et des enfants qui, à l'idée seule de se baigner à la mer, sont saisis d'une *terreur* dont il est impossible de triompher ni par le raisonnement, ni par la volonté. Cette crainte extrême, en déprimant les forces, pourrait mal faire supporter l'épreuve des bains froids; il vaut donc mieux y renoncer; car, pris dans ces conditions, le bain serait plutôt nuisible qu'utile.

2° Pathologiques.

Des états morbides très-divers contre-indiquent aussi l'usage des bains de mer; je m'en vais les passer rapidement en revue :

1° La pléthore générale, et par suite ces congestions locales qui peuvent se manifester dans tous les viscères et qui sont d'autant plus à craindre qu'elles occupent souvent un des trois organes qui constituent le trépied de la vie, c'est-à-dire le cerveau, le poumon et le cœur. Aussi tous les auteurs s'accordent-ils à proscrire les bains à tous ceux chez lesquels il y a imminence de congestion ou d'apoplexie, pulmonaire ou cérébrale, ou commencement d'hypertrophie du cœur ou d'anévrisme, ou seulement tendance au développement de ces affections.

2° Une inflammation locale, d'autant plus digne d'être prise en sérieuse considération qu'elle occupera un viscère plus important, mais dont il faudra toujours tenir compte, si même l'organe malade est d'une importance secondaire : une conjonctivité aiguë ou bien une blennorrhagie, par exemple, suffiront pour contre-indiquer la cure des bains de mer.

3° Une anémie profonde et générale et un épuisement excessif du système nerveux, avec éréthisme, même sans altération matérielle ; à plus forte raison, un grand abaissement des forces générales sous l'influence d'une lésion organique.

4° Une susceptibilité pulmonaire trop vive, ou un trop grand épuisement chez des personnes nées de phthisiques.

5° Une toux accompagnée de crachements de sang, quelle qu'en soit l'origine, même de ceux provenant soit d'une hypertrophie du cœur, soit d'une déviation menstruelle, circonstances rares mais bonnes à noter.

6° Une trop grande susceptibilité de la peau : quelques personnes en effet fort délicates ne peuvent pas prendre de bains de mer, parce que le contact de l'eau de mer seule produit chez elles une éruption, ortiée le plus souvent et quelquefois d'une assez grande persistance.

7° Les *affections rhumatismales aiguës* pour lesquelles tous les avis sont unanimes ; pour la forme chronique au contraire les avis sont partagés.

8° Pour la *goutte* aussi les différents auteurs sont loin de s'accorder. A l'exemple de Floyer, M. Gaudet permet les bains de mer aux goutteux, s'ils n'ont pas eu d'accès depuis longtemps. J'ai vu trop souvent les bains de mer ramener chez les goutteux des douleurs articulaires ou même des accès de goutte, pour ne pas penser qu'il faut leur défendre tout à fait les bains de mer. Je verrais beaucoup moins d'inconvénients à leur permettre les bains de mer chauffés, si l'état général de leur santé devenu anémique les réclamait.

9° Pour moi, les *affections nerveuses* qui se manifestent fréquemment par des crises ou accès, comme l'*hystérie* dans certains cas et l'*épilepsie* presque toujours, doivent rendre très-réservés sur l'usage des bains à la mer pour les hystériques, et les faire défendre à peu près complétement aux épileptiques.

Seulement les bains trouveront leur application dans l'hystérie dès que les crises se seront calmées et dans la convalescence de l'épilepsie, dans les cas rares où l'on a le bonheur d'obtenir la guérison de cette cruelle maladie.

10° Les maladies organiques en général doivent empêcher de prendre des bains de mer. Toutes les fois, au contraire, qu'un mauvais état général, même cachectique, ne sera pas l'expression d'une lésion organique profonde, les bains de mer devront être employés concurremment avec les autres toniques pour redonner à l'organisme les forces et le ton qu'il avait perdus.

Si je défends de prendre des bains de mer aux asthmatiques de toute espèce, c'est d'une manière un peu moins absolue que ne le font certains auteurs. Toutefois comme l'emphysème et le catarrhe pulmonaire, qui pour la plupart du temps constituent tout l'asthme, ont de la tendance à se compliquer d'une affection du cœur, il convient dans ces cas d'être réservé dans la pratique de la mer et de savoir en conséquence choisir et ses jours et ses heures.

Je ne comprends pas très-bien non plus la proscription absolue des bains de mer lancée par les Allemands et par d'autres ensuite, contre les états morbides du sang (toute espèce de viciation, la corruption, l'âcreté, la décomposition). Outre que ce sont là des mots bien vagues et susceptibles de beaucoup d'interprétations, j'ai trop fortement insisté sur les bons effets des bains de mer dans l'*anémie*, la *chlorose*, et même les *cachexies*, tous états morbides caractérisés par une certaine *altération du sang*, pour ne pas m'inscrire ici contre l'exagération de cette défense exclusive.

Il me semble enfin hors de propos de m'occuper ici des suspensions temporaires, que la prudence commande parfois pendant la cure, dans l'administration des bains, comme, par exemple, aux périodes menstruelles chez la femme. Il en sera d'ailleurs question dans un chapitre spécial, à propos de la *Durée*.

2° *Aux bains de mer chauds.*

Certaines formes de douleurs rhumatismales des lombes, par exemple, m'ont paru, j'en ai observé quelques cas, s'exaspérer même sous l'influence seule des bains de mer chauffés.

Mais les affections qui me semblent plus particulièrement contre-indiquer les bains de mer même chauds sont celles des voies urinaires.

Je vais me contenter de citer quelques exemples de malades que j'ai eus sous les yeux.

Catarrhe chronique de la vessie — suite *d'affection calculeuse.* J'ai vu un malade, entre autres, déjà d'un grand âge, qui avait subi plusieurs séances de lithotritie, qui avait passé bien des saisons à Vichy, Contrexeville, etc., etc., et qu'on avait envoyé à Trouville pour prendre quelques bains de mer chauffés et mitigés, dans le but de fortifier son organisme délabré, avoir beau ne prendre des bains mitigés qu'avec un cinquième d'eau de mer. Au bout de 4 ou 5 bains seulement, il fut pris d'une hématurie légère sans doute, mais qui le força de suspendre ses bains ; je dus en outre instituer une médication propre à tarir l'hémorrhagie. Une seconde fois le malade voulut recommencer ses bains mitigés ; le même accident, qui se renouvela, l'obligea de les suspendre de nouveau. Toutefois son séjour à Trouville le satisfit sous deux rapports ; d'une part, son appétit revint sous l'influence sans doute de l'air de la mer ; d'autre part, son catarrhe vésical se trouva très-bien du cidre, si bien que malgré ses deux essais malheureux de bains mitigés, le malade partit de Trouville en meilleur état qu'il n'y était arrivé. Je dirai à ce propos que depuis onze ans que j'exerce à Trouville, je suis encore à voir un *seul* calculeux, ce qui autorise à penser que ce genre d'affection y est extrêmement rare. Est-ce au cidre que l'on doit cette immunité?

Rétrécissement du canal de l'urètre. M. X., venu à Trouville non pour prendre des bains, mais pour en faire prendre à sa femme et à son enfant, prend à l'établissement des bains chauds, au lieu d'un bain d'eau douce qu'il avait demandé, par un malentendu fâcheux, un bain d'eau de mer chaude ; il en sort au bout d'une demi-heure ne pouvant plus uriner ; le cathétérisme est fort difficile ; il y a même de l'hématurie : une médication immédiate antiphlogistique et émolliente est nécessaire ; ce n'est qu'au bout de plusieurs jours que le malade se trouve dans le même état qu'auparavant.

CHAPITRE QUATRIÈME.

Mode d'administration de l'eau de mer.

L'eau de mer est employée tantôt à l'extérieur, tantôt à l'intérieur.

Ces deux modes permettent de diviser ce chapitre en deux sections.

Ire Section. — Usage extérieur.

Ce mode, de beaucoup le plus important de tous, se subdivise encore en deux paragraphes suivant que le bain est chaud ou froid.

Comme ce genre de bain est celui qui est le plus généralement usité, je vais en faire une étude détaillée et étendue ; je passerai ensuite brièvement sur les bains de mer chauffés.

La pratique de la mer, quelle qu'elle soit, réclame des soins, des précautions particulières, avant, pendant, après ; ces trois faces de la question vont être chacune l'objet d'un examen particulier.

A. *Avant*. Au moment où les baigneurs arrivent au bord de la mer, les conditions climatériques nouvelles dans lesquelles ils se trouvent doivent leur faire une loi de procéder avec prudence et d'attendre d'abord qu'ils soient habitués à cette vie nouvelle avant de commencer la cure.

Acclimatation. Cette question, il faut le dire, n'a pas

toujours la même importance. Les personnes bien portantes qui vont souvent au bord de la mer ne réclament pas les mêmes précautions que les malades qui viennent pour la première fois dans un pays de bains et qui ont réellement besoin de s'acclimater ; seulement cette acclimatation demandera d'autant plus de soins et de temps qu'on aura affaire à un sujet plus débile et plus jeune.

Un des moyens d'habituer la personne qui arrive au bord de la mer, c'est de lui faire garder quelques jours de repos, sans prendre de bain et de lui faire seulement respirer l'air de la mer. Si ce sont de jeunes enfants, on profitera de ce temps pour les habituer à la mer, à ses oscillations, pour qu'au début leur effroi soit de courte durée, leur saisissement le moindre possible et que la cure ne se trouve pas retardée ou même compromise par le mauvais effet du premier bain.

Un autre moyen plus actif que le premier consiste à faire prendre, pour débuter, un certain nombre de bains de mer chauffés. Seulement on a soin dans ces cas, ainsi que Buchan le recommande (p. 115), de diminuer graduellement la température de l'eau, afin d'arriver insensiblement au bain de mer lui-même. Cette précaution qui est un des modes de l'acclimatation convient aux personnes d'une santé délicate, à plus forte raison aux malades et aussi aux enfants.

Une fois acclimaté, il s'agit de prendre le premier bain.

D'abord l'alimentation aux bains de mer doit être réglée de façon à permettre de se baigner dans de bonnes conditions. Or, une des premières, c'est d'attendre pour le faire que la digestion soit achevée. Si donc on ne se baigne pas le matin avant le repas, il faudra mettre entre le déjeuner et le bain un intervalle de 3 à 4 heures ; 3 heures suffisent chez les personnes qui digèrent bien ; il y a à peine assez de 4 heures pour les estomacs lents et paresseux. Les enfants qui ne peuvent pas rester à jeun comme les adultes digèrent mieux : aussi peut-on leur faire prendre quelques aliments liquides (bouillon, chocolat), une heure ou deux avant de les mener au bain. Les personnes faibles pour lesquelles le bain au milieu du jour convient mieux, devront, selon le conseil de Buchan (p. 77), *se promener* seulement *au grand air* le matin. Mais le moment du bain arrive : il faut auparavant procurer au corps, au moyen d'une promenade plus ou moins longue, une sensation générale de chaleur, de bien-être qui dispose favorablement à éprouver les bons effets des bains de mer (Buchan, p. 79, 80; — Rouxel, note, p. 88, et p. 117 ; — Ed. Auber, p. 92) ; mais cet exercice ne doit pas être prolongé outre mesure ; car s'il allait jusqu'à la lassitude, à la faiblesse, au malaise, il vaudrait mieux ne pas se baigner (Rouxel, p. 117). Si, d'une part, il ne faut pas se jeter à l'eau en sueur (M. Blot, p. 50), d'autre part, il ne faut pas avoir froid non plus (Lecœur, p. 331) quand on entre dans l'eau.

Le moment du bain est arrivé.

On doit, dit Rouxel (p. 117), se déshabiller le plus vite possible et se plonger immédiatement dans l'eau. Seulement il convient, pour aller de la cabane à la mer, de s'envelopper de flanelle jusqu'à l'immersion (Buchan, p. 90). Une fois déshabillé, il faudrait, d'après M. Lecœur, p. 330, se promener 4 à 5 minutes sur la plage, s'acclimater, avant d'entrer dans l'eau ; mais ce conseil qui contredit celui de Rouxel, énoncé plus haut, nous semble peu prudent en temps ordinaire et praticable tout au plus dans les grandes chaleurs.

Il faut en outre prendre parfois quelques précautions spéciales : Ainsi, pour peu qu'on craigne l'introduction de l'eau de mer dans les oreilles, il faut d'avance se les garnir de coton huilé (M. Blot, p. 51). Les bonnets en toile cirée, pour lesquels je suis consulté presque tous les ans, dont on a la mauvaise habitude de s'affubler, ont du moins l'avantage de préserver les oreilles.

Une autre précaution dont j'ai souvent constaté les bons effets, et en 1856 entre autres, c'est quand il existe une maladie de la peau, d'étendre sur cette partie un peu d'huile avant d'aller à la mer. — J'ai vu des eczémas chroniques, peu étendus, il est vrai, guérir pendant la cure des bains de mer en même temps que la santé générale s'affermissait.

Il nous resterait à parler du choix du guide-baigneur et du choix du costume, sujet dont l'importance a été certainement exagérée et dont je ne dirai ici que quelques mots. On trouvera d'ailleurs dans les ouvrages de M. Lecœur et de M. Ed. Auber les détails les plus circonstanciés sur ce point.

Les guides-baigneurs, qui sont en général choisis avec soin, se montrent également dignes de la mission délicate qui leur est confiée, et peuvent être également recommandés à la confiance du public. C'est surtout lorsqu'il s'agit de baigner des enfants qu'il faut un guide intelligent et sûr. J'ai vu des accidents, et même des accidents graves, survenir dans des cas où des enfants, baignés d'ordinaire par un guide, s'étaient trouvés accidentellement confiés à des personnes ignorantes de ces sortes de soins.

Le choix du costume, ce sujet aussi de tant de préoccupations et de causeries, ne réclame non plus que de courtes explications. Que le costume soit suffisamment ample, de couleur sombre, qu'il laisse aux membres leurs libres mouvements, et il remplira les conditions essentielles qu'on peut lui demander.

Les plages sablonneuses permettent aux baigneurs d'aller à la mer pieds nus; celles qui sont couvertes de galets obligent à avoir une chaussure quelconque, et, par exemple, des espèces de sandales en paille nattée.

B. *Pendant.*—Et d'abord, comment faut-il entrer dans la mer?

Nous laissons de côté la question des *affusions* avant le bain, que M. Lecœur considère comme inutiles, et que nous regardons comme souvent utiles et quelquefois indispensables. Il en sera parlé en temps et lieu.

Il est fort pénible, et c'est une méthode irrationnelle, de s'immerger graduellement; il faut entrer promptement dans la mer, ce qu'on peut faire de plusieurs manières.

Ou bien, on court rapidement à la mer, et dès qu'on arrive à un point où il y a quelques pieds d'eau, on se jette tout entier dans la mer, la tête comprise, car il ne faut pas oublier que pour prévenir la céphalalgie, comme le dit Buchan, p. 110, il faut se mouiller la tête en entrant dans le bain.

Ou bien, d'un point élevé, quand la disposition des lieux

le permet, on peut se plonger dans la mer, la tête la première.

Cette méthode, qui est celle de ceux qui savent nager, est assurément praticable, mais elle n'est pas indispensable et ne vaut pas mieux que la méthode précédente.

Ou bien, un guide vous prend dans ses bras, vous emporte jusqu'à un point où il y a 3 ou 4 pieds d'eau, et là vous plonge dans la mer de deux manières, soit en vous immergeant seulement la tête, soit en immergeant le corps tout entier.

Ces deux dernières méthodes appartiennent aux personnes timorées, chez lesquelles l'immersion graduelle produit une trop grande suffocation, un trop grand saisissement.

L'immersion de la tête est préférable ; mais si elle est trop pénible, on peut la remplacer par de nombreuses ablutions du visage. — Il faut, dit Rouxel, note p. 96, *entrer promptement dans la mer, s'immerger sans balancer et eloigner toute espèce de crainte qui, comme toute autre émotion, se fortifie lorsqu'on ne la repousse pas, et devient habituelle, pénible et extrêmement fatigante.*

Le costume ôte-t-il au bain de mer une partie de sa force? Nous ne le pensons pas ; bien plus, nous croyons qu'il atténue l'effet pénible de la première immersion, qui est souvent redouté. Une fois entré dans la mer, comment faut-il s'y comporter ?

En général, une immobilité complète, un séjour inerte, comme le dit M. Lecœur, p. 349, dans le bain, serait sans avantage aucun et pourrait avoir ses inconvénients.

Mais si une trop grande immobilité est mauvaise, on peut aussi faire trop de mouvements. M. Lecœur, p. 354, recommande le saut et la gymnastique pendant le bain ; mais ces exercices très-actifs ne peuvent convenir qu'à ceux qui sont déjà familiarisés et avec l'eau froide et avec la mer.

Souvent, et cela est vrai surtout pour les gens faibles, délicats, une seule immersion suffit. Par une seule immersion, dit Buchan, p. 98, on obtient une augmentation de chaleur, de vigueur et de ton; au contraire, plusieurs immersions amènent de la céphalalgie, des frissons, des lassitudes, de l'affaiblissement. A quoi, Rouxel, son traducteur ajoute que, *quand la réaction est difficile à obtenir*, il faut tenir le corps immergé pendant tout le temps (p. 97). Dans ces cas, il faut se faire soutenir horizontalement sous les bras, méthode la meilleure et dont les guides ont l'habitude, et ne point s'embarrasser, comme on l'a recommandé, de draps ou de civières à pied, ce qui serait fort incommode et peu praticable.

Quand l'état des forces et l'habitude des bains froids permettent plusieurs immersions, il ne faut pas oublier de les régler avec prudence et d'en augmenter la durée et la fréquence seulement à mesure que les bains fortifient le corps et l'habituent à l'eau froide. C'est alors qu'on peut prendre dans la mer un exercice qui devra être en rapport avec ses forces ; c'est alors qu'on peut exécuter ces rondes innocentes qui rendent le bain plus court par la distraction qu'elles procurent ; alors aussi on peut se livrer à un exercice d'une grande utilité dans la mer : je veux parler de la natation. Cet exercice, *que l'on néglige ou dont on abuse* (comme le remarquent M. Blot, p. 67, et M. Lecœur, p. 360), pris avec modération et suivant la mesure de ses forces, peut être très-utile, soit pour affermir une conformation saine, soit pour la ramener à l'état normal lorsqu'elle s'en est écartée (Mourgué, p. 27).

Il faut parfois, pendant le bain, remplir une condition spéciale; ainsi lorsqu'une partie du corps a particulièrement souffert, il devient souvent avantageux de donner à cette partie une sorte de douche en lui faisant recevoir la vague sur ce point. On doit quelquefois avoir recours au guide pour recevoir la lame ; quand il n'y a pas d'indication particulière, le mieux est de la recevoir sur le dos, le choc en est moins intense. Je ne dirai rien ici de la durée du bain ; un chapitre spécial sera consacré à cette question.

C. *Après.* — Comment faut-il sortir de l'eau ?

Il faut en sortir comme on y est entré, c'est-à-dire promptement. Et à ce propos-là, je ne puis m'empêcher de faire remarquer qu'en général c'est une mauvaise chose de se promener longtemps sur la plage, en se mouillant seulement les pieds, soit avant d'entrer dans la mer, soit en sortant de l'eau. C'est alors aussi qu'il convient quelquefois de faire ou de refaire des affusions; cette fois, M. Lecœur reconnaît qu'elles sont utiles, et il veut avec raison qu'elles soient larges et abondantes.

Aussitôt sorti de l'eau, on doit s'envelopper tout le corps d'un manteau de flanelle (Buchan, p. 104). M. Lecœur, p. 418, le recommande seulement s'il fait froid ; sinon, il faut rester à l'air et se sécher à moitié, mais ne jamais s'essuyer à fond. Buchan, avant lui, disait que se rhabiller vite est incompatible avec s'essuyer et est bien plus important et qu'on peut s'en dispenser (p. 105). Mais son traducteur Rouxel recommande de s'essuyer avec du linge et de s'habiller immédiatement après. Le peu de durée du bain, en général, et la température à laquelle on le prend, rendent bien illusoire l'espoir de voir le bain agir par les molécules salines que le corps absorberait. Il est donc préférable, selon nous, de s'essuyer : quoi qu'on fasse, cette opération est toujours incomplète, et laisse à la surface du corps des particules salines qui agiront en vertu des lois de l'endosmose.

En même temps qu'on s'habille, l'usage, et cette fois un usage rationnel, veut qu'on prenne un *pédiluve* d'eau de mer bien chaude ; ce *bain de pied,* dont l'usage général indique l'incontestable utilité, est destiné à annihiler ou du moins à amoindrir les effets de la congestion encéphalique, qui est une conséquence ordinaire du bain de mer. Toutefois, il peut y avoir quelques exceptions à cet usage si général. Ainsi, la présence de varices aux jambes, une disposition prononcée aux hémorragies utérines, quelquefois même une simple idiosyncrasie, sont autant de motifs suffisants de s'abstenir du pédiluve traditionnel. Il va sans dire que dans ces cas la promenade après le bain sera plus impérieusement recommandée.

On s'habille vite, tout le monde est d'accord sur ce point; une fois habillé, il faut faire de l'exercice, tout le monde le dit aussi; seulement ce doit être un exercice léger, dit Buchan (p. 105), et sans fatigue pour les personnes faibles. Son traducteur Rouxel fait la même recommandation (p. 117) : « Après le bain, on fera un léger exercice pour rappeler la chaleur du corps, mais pas trop long. » De même, M. Lecœur (p. 432) recommande l'exercice et la marche ; il en est de même de M. Gaudet (p. 66), d'Assegond (p. 138). Cette unanimité montre combien cette prescription est importante; la marche est indispensable pour faire produire aux bains de mer tous les effets qu'on en attend. N'oublions pas non plus que chacun doit en faire dans la mesure de ses forces.

On a souvent l'habitude, dans les pays de bains, de calculer l'heure de son bain de façon à prendre son repas aussitôt après s'être baigné. C'est là une habitude vicieuse; il faut, si l'on prend son bain le matin, faire de l'exercice pendant 5, 10, 15, 25 minutes, et jusqu'à une demi-heure, jusqu'à ce que, en un mot, la réaction soit complète, et déjeuner ensuite.

Certaines pratiques, que l'on peut employer au besoin, faciliteront la réaction qui aura de la peine à s'établir; ainsi le massage, les frictions, la gymnastique sur place, comme le dit M. Lecœur (p. 428), viendront aider efficacement les efforts de la nature.

Si la réaction ne se fait pas bien et qu'il survienne du frisson, il faudra employer d'abord les applications et les boissons chaudes; si le malaise devenait plus important, il faudrait recourir à toute la série des moyens que nous énumèrerons au chapitre *Accidents*.

Des affusions.

L'usage des affusions qui, tantôt précèdent, tantôt suivent le bain de mer, et qui, tantôt constituent à elles seules tout le bain, préconisé d'abord par les docteurs Lefrançois et Mourgué, s'est depuis généralisé en France et est très-répandu maintenant, avec grande raison.

Cette opération se fait de la manière suivante : On verse avec une certaine lenteur, sur la tête nue ou recouverte d'un serre-tête une certaine quantité d'eau de mer. En général, même dans les cas d'affections encéphaliques, le serre-tête n'empêche pas l'action bienfaisante de l'affusion. Je les ai vues, associées aux bains de mer et données dans ces conditions, réussir merveilleusement dans un cas de méningite en convalescence dont j'ai rapporté l'observation au chapitre des indications (p. 93).

Quand on administre les affusions seules, qu'elles constituent tout le bain, on les prend, soit au bord de la mer, soit, ce qui me semble préférable, dans une baignoire vide.

Sauf les affusions que l'on donne au sortir du bain à la mer, toutes produisent un grand saisissement et une sensation de froid très-marquée; toutefois l'impression est loin d'être la même chez tous; les uns ne la sentent à peu près pas; d'autres, surtout les gens nerveux, en éprouvent un effet profond et presque douloureux.

Aussi ne doit-on pas oublier, quand on prescrit les affusions, que certaines personnes, celles d'une susceptibilité vive, par exemple, ne peuvent point parfois s'habituer à cette pratique et que, si on les administre à l'air libre, on pourra les donner en plus grand nombre que dans une baignoire où l'immobilité du patient et l'inégalité de température entre l'eau de la douche et l'eau de la baignoire rendent la sensation plus marquée.

Il importe d'ailleurs de ne pas oublier les recommandations justement faites par M. Gaudet, qui ne veut pas qu'on *accorde les affusions sans une indication particulière fournie soit par l'état antérieur ou présent de la santé des individus, soit par quelque modification résultant des effets des bains de mer* (p. 29).

Les indications les plus ordinaires des affusions avant

et après les bains de mer, sont les maladies dans lesquelles il existe de la tendance aux congestions cérébrales, sanguines ou nerveuses. Et telle est l'influence prépondérante des affusions que, sans elles, je n'oserais pas, dans certains cas, ordonner les bains de mer dont les malades, grâce à cette addition, ressentent bientôt les effets bienfaisants, et que parfois, si les bains de mer sont mal supportés, les affusions seules réussissent là où les bains auraient échoué. Peu de personnes sont réfractaires à l'action des affusions; cependant il faut reconnaître que certaines idiosyncrasies semblent repousser tout essai des affusions, soit que cette pratique rende la réaction difficile, soit qu'elle produise des douleurs de tête plus ou moins violentes; ce qu'il y a de curieux, fait que j'ai observé et qu'a remarqué aussi M. Gaudet (p. 32), c'est que dans ces cas d'intolérance, les mauvais résultats produits par les affusions se dissipent par l'emploi pur et simple du bain de mer.

Enfin, certaines maladies spéciales peuvent réclamer divers modes particuliers d'affusions : ainsi je recommande volontiers à toutes les personnes chez lesquelles j'ai constaté une faiblesse plus ou moins marquée des membres inférieurs, l'emploi habituel, au sortir du bain de mer, de plusieurs affusions dirigées sur la tête, puis le long de la colonne vertébrale, affusions qu'il faut administrer avec douceur et précaution. Mais je proscris absolument la méthode barbare des seaux d'eau de mer lancée sur les reins des paraplégiques par des bras vigoureux, mais inintelligents; c'est que j'ai vu cette pratique suivie d'accidents qui non-seulement firent disparaître l'amélioration déjà obtenue par le bain de mer, mais aggravèrent beaucoup l'état du pauvre malade. (V. p. 99.)

Je ne saurais trop m'élever contre ces abus de l'ignorance, parce que ce sont ces résultats désastreux qui, bien à tort, comme on le voit, discréditent le plus, pour ceux qui n'y réfléchissent pas, un moyen thérapeutique, comme l'eau de mer, dont personne ne peut contester l'excellence ni l'efficacité.

Des douches.

L'emploi de ce moyen qui, tantôt s'associe aux bains de mer chauds ou froids, tantôt est fait isolément, s'applique soit à une surface plus ou moins étendue du corps, siége ou d'une vieille lésion traumatique ou de douleurs quelquefois récentes, le plus souvent anciennes, ou d'une altération de la sensibilité, de la motilité soit isolée soit simultanée, soit aux membres affectés de lésions diverses de tissu ou de fonction.

Quelle que soit l'indication à remplir, la douche doit durer de quelques minutes à un quart d'heure ; il faut même, le plus souvent, la raccourcir beaucoup chez les personnes faibles, les enfants par exemple. On les prend tantôt tous les jours, tantôt de deux jours l'un, en les faisant alterner alors avec les bains de mer, chauds ou froids, en réglant la température des douches sur celle des bains, mais en se souvenant toutefois que généralement les douches doivent être administrées un peu plus chaudes que les bains froids, et aussi chaudes que les bains de mer chauffés; ces précautions indispensables, quand les douches s'adressent au corps, ne sont plus nécessaires pour les membres. J'ai vu quelques personnes, après le bain pris à la mer, se coucher sur le sable et se faire doucher, non sans quelque profit, un pied qui a été le siége d'une entorse. Cette pratique se conçoit, mais par les beaux jours seulement; on risquerait sans cela, pour un mince résultat, de compromettre la cure toute entière.

Leur application dans ces conditions a déjà donné des succès marqués, chez les paraplégiques par exemple; mais quelquefois elle produit, surtout lorsqu'il y a plaie, des phénomènes d'excitation qu'on est obligé ensuite de calmer. A une température plus élevée, les douches peuvent faire disparaître les rhumatismes que l'on gagne si aisément sous l'influence d'un refroidissement : plus froides, elles ne sont de mise que pour les personnes déjà habituées à ce genre de médication, et chez lesquelles l'habitude a émoussé l'impression considérable qu'elles produisent ordinairement.

Un autre mode d'administrer la douche, qui peut aussi rendre des services signalés, est la *douche en arrosoir* (shower-bath) que les Anglais emploient si volontiers dans les névroses et dans les maladies mentales, et que M. Gaudet a reconnu incontestablement utile dans plusieurs hypocondries, avec tendance aux congestions cérébrales. Je suis convaincu que l'emploi de ce moyen serait d'une grande efficacité dans des cas nombreux de gastralgie ou d'entéralgie, qui ont résisté à l'usage combiné des médications les plus appropriées et les mieux entendues. J'en ai pour preuve l'efficacité incontestable et par moi observée de ces sortes de douches administrées avec de l'eau froide, dans un grand nombre de névroses et notamment dans l'entéralgie.

Un moyen qui a quelque analogie avec la douche, moyen dont l'action est bien plus douce, sauf quand la mer est houleuse, et qui n'est pas sans efficacité, c'est la percussion de la lame ou le heurt de la vague qui bat à tout instant les bords de la mer.

Tous les jours, il m'arrive de recommander, pendant le bain et surtout à la fin, d'exposer à ces chocs répétés soit les diverses parties du corps faibles ou anciennement douloureuses, soit les lombes des paraplégiques ou des leucorrhéïques, soit les membres qui ont été fracturés ou luxés ou affectés d'une des nombreuses lésions que l'on rencontre chez les scrofuleux.

Lotions. — Applications. — Pédiluves.

Les lotions, très-anciennement usitées sur les glandes et des engorgements divers, auxquelles R. Russel ajoutait, ainsi que le remarque M. Gaudet, les frictions de varech (sea-wreck) humide, sont tombées, et bien à tort, en désuétude. Rien ne ravive et ne dispose mieux à la cicatrisation certaines plaies anciennes que les lotions d'eau de mer. J'ai eu plusieurs fois l'occasion de constater cette heureuse influence de ce genre de lotions, et pour des plaies et pour des tumeurs blanches chez les baigneurs et aussi chez les habitants du bord de la mer. C'est encore une pratique très-souvent efficace que l'emploi des lotions d'eau de mer froide que cite M. Gaudet (p. 36), contre l'inflammation chronique des glandes de Méïbonius; j'ai guéri des ulcères de la cornée datant de plusieurs années par l'usage combiné de lotions, tantôt d'une eau très-légèrement saturnée, tantôt d'eau de mer froide.

Les applications de compresses d'eau de mer, qui sont d'usage vulgaire pour les contusions récentes, peuvent être utiles même pour de vieilles douleurs, surtout si les parties endolories sont en même temps le siége d'un affaiblissement plus ou moins marqué; elles peuvent aussi remplacer les lotions sur les glandes et les engorgements; enfin on les emploie contre les ulcères fistuleux des caries osseuses, et contre les glandes cervicales ulcérées (M. Gaudet, p. 36); j'en ai aussi fait un usage heureux dans quelques cas de tumeurs blanches douloureuses qui avaient résisté à beaucoup d'autres médications.

Quant aux pédiluves, ils sont d'un usage journalier et très-rationnel (et cela grâce à l'extension que M. Gaudet a donnée à cette pratique) pour combattre les congestions encéphaliques déterminées par les bains de mer et aussi les retards menstruels que la cure des bains parfois occasionne. Ces pédiluves ont le grand avantage, en même temps qu'ils dégagent la tête, d'activer très-notablement la réaction cutanée. Ils sont quelquefois contre-indiqués, ainsi que j'en ai fait la remarque, page 181.

§ 2. Bains de mer chauds.

Si presque toujours les bains de mer sont pris à la mer, on peut pourtant les prendre dans une baignoire, et alors ils sont pris à une température plus élevée, qui varie de 35 à 25° c. Celle de 35° convient à des vieillards rhumatisants — celle de 32 à 31° c. est la plus ordinaire, et on peut l'abaisser jusqu'à 25° c.

Usités d'abord en Angleterre, pays où les bains de mer ont été tout d'abord consacrés par la mode, préconisés ensuite par Vogel, qui les considérait, à tort il est vrai, comme aussi fortifiants que les bains de mer froids, les bains de mer chauffés sont administrés aujourd'hui sur des indications spéciales que j'ai déjà passées en revue; ils ont une action physiologique et thérapeutique analogue à celle des bains froids sur laquelle j'ai dit quelques mots, et demande dans leur mode d'administration quelques modifications qu'il faut énoncer.

La promenade avant le bain n'est pas aussi utile dans ce cas que pour le bain de mer froid. — Mais après ce bain, il est bon aussi, comme quand on sort de la mer, de faire une promenade. Il sera préférable pourtant, pour les rhumatisants, de se reposer pendant une heure dans le lit, en sortant de la baignoire, au lieu de se promener, comme c'est de prescription ordinaire. Quelquefois, et pour éviter les congestions de la tête, on associe aux bains chauffés des douches et même des pédiluves qui sont destinés à combattre ces tendances fâcheuses.

Enfin, ces bains de mer chauffés peuvent être donnés au commencement de la cure, pour habituer peu à peu certains baigneurs aux bains pris à la mer, et alors ils sont pris à une température progressivement décroissante, jusqu'à 25 et même 22° c.

§ 3. Bains de sable.

Cette sorte de bains ne peut s'administrer naturellement que dans les pays chauds, sur les bords de la Méditerranée par exemple. On ne peut y songer sur les côtes de Normandie. Mais on peut chauffer le sable artificiellement; et il semble *à priori* que les résultats à obtenir peuvent être fort remarquables. M. Gaudet, qui n'a eu qu'une seule fois l'occasion d'en observer les effets (p. 39), a obtenu dans le cas qu'il raconte des effets assez encourageants pour recommencer; et il se demande en outre si on ne pourrait pas aussi les utiliser dans les engorgements scrofuleux non ulcérés des articulations. Mais il y a pour ces sortes d'affections, des moyens bien autrement énergiques que les bains de sable; je veux parler des eaux-mères salines, médication bien plus efficace, mais que je ne puis m'empêcher de considérer comme bien irritante, si je songe aux propriétés excitantes de l'eau de mer d'une part, et d'autre part à la richesse bien plus grande des eaux-mères en principes salins, richesse qui augmente leur action, mais doit augmenter aussi en proportion leurs vertus irritantes.

2e Section. — Usage intérieur.

§ 1. Boisson.

L'emploi de l'eau de mer, à l'intérieur, recommandé dès les temps anciens, Pline en parle, et mis en honneur surtout par les médecins anglais Russel et Buchan qui lui accordaient de nombreuses propriétés, a conservé en Angleterre une vogue générale et est associé souvent à la cure des bains de mer. Après eux, les Allemands lui accordent une influence éminemment dissolvante. En France, elle n'est que peu usitée et à peu près seulement à titre de *purgatif*. Elle mériterait pourtant d'être mise plus souvent en usage, notamment chez les scrofuleux et pour les adénites chroniques, où elle complèterait si bien l'action médicamenteuse des bains de mer. Je ne cite que pour mémoire la confiance étonnante que certains praticiens ont dans l'eau de mer, au point de l'ordonner comme un fondant efficace dans les divers carcinomes. Il faut avoir vraiment une foi bien robuste dans la vertu de cette eau pour oser la prôner dans une maladie aussi manifestement au-dessus des ressources de l'art.

L'eau marine en effet par sa composition chimique est un cathartique spécial qui doit, dans certaines circonstances, comme par exemple chez les scrofuleux, compléter l'action des bains de mer.

Douée d'une saveur amère et saumâtre, *sui generis*, l'eau de mer est rarement rejetée par le vomissement ; jamais, comme le veut M. Gaudet, est trop dire; nous avons vu plus d'une fois, à notre grand regret, l'estomac ne pouvoir la supporter. Mais si nous infirmons la règle absolue, nous reconnaissons que le plus souvent l'estomac la supporte bien.

Les indications les plus ordinaires de l'usage intérieur de l'eau de mer sont : une tendance aux congestions de la tête, habituelle ou accidentelle; une constipation ordinaire ou temporaire; certaines affections cutanées, et principalement la diathèse scrofuleuse, surtout dans l'enfance. Nous l'avons donnée aussi, mais sans succès, à un enfant atteint d'une affection vermineuse intense et invétérée, compliquée de crises convulsives fréquentes.

La dose laxative n'est pas la même pour tous les âges — elle est de 2 à 4 et même 5 verres pour les adultes — de 1 à 2 verres pour les adolescents et pour les enfants un demi-verre ou même quelques cuillerées. — En Angleterre, la dose varie de 4 onces à une livre de douze onces, et d'ordinaire cette boisson est prise le matin avant le bain; quelquefois pourtant, quand le malade surtout en prend une certaine quantité, la dose est prise et le matin et le soir, et même au milieu de la journée.

La dose fondante est moins considérable; elle est de quelques cuillerées seulement par jour ou bien de deux à trois verres par semaine, suivant qu'on désire une action plus douce ou plus énergique.

§ 2. Lavements.

C'est là un moyen souvent employé et généralement efficace pour combattre la constipation, et qui réussit même dans les cas où l'eau de mer en boisson a échoué. Mais, c'est là une ressource dont il ne faut pas abuser, pour peu que l'on redoute une irritation du tube digestif; pas plus que la boisson, le lavement d'eau de mer ne saurait convenir dès qu'il y a un mouvement fébrile même peu intense. Mais pour les personnes bien portantes, c'est un remède commode et exempt d'inconvénients. La réserve que nous faisons pour les lavements et que nous appliquons aux boissons fait voir que nous ne considérons pas l'eau marine comme un purgatif doux, mais bien comme un cathartique, de la classe des purgatifs salins.

§ 3. Injections et douches ascendantes.

M. Gaudet et M. Affre recommandent les injections et les douches vaginales dans les diverses variétés de la leucorrhée, dans les déplacements de l'utérus et dans les engorgements du col de cet organe. Pour moi, je ne prescris qu'avec réserve ces injections et ces douches même dans la leucorrhée qui est, parmi les affections utérines, celle dans laquelle l'aide de ces moyens locaux est la plus indiquée. Plus d'une fois en effet, j'ai dû les faire suspendre, parce qu'elles développaient dans les parties malades une certaine irritation.

Je trouve aussi que ce mode d'administrer l'eau de mer localement est, dans les engorgements du col utérin, une ressource utile et qui n'est pas à dédaigner. Quant aux déplacements de l'utérus, je crois qu'on ne doit guère compter sur cette médication pour en obtenir la guérison, et qu'il est bien plus rationnel d'oser espérer une amélioration de ces lésions dans l'usage méthodique, et prolongé au besoin, des bains de mer, lesquels seront pris d'ailleurs avec les précautions spéciales à ce genre de maladies.

Les douches rectales, peu usitées, s'emploient pour triompher des constipations opiniâtres qui donnent lieu à une céphalalgie plus ou moins intense et quelquefois même à un malaise et à une fatigue générale.

CHAPITRE CINQUIÈME.

Époque et durée.

Ce chapitre renferme tout ce qui a rapport au temps de la vie, aux époques de l'année, aux heures de la journée où les bains doivent être pris, à la durée soit d'un bain soit d'une saison de bains, et enfin aux circonstances qui peuvent réclamer une suspension temporaire ou une cessation définitive.

Ce chapitre se forme de trois paragraphes, *époque*, *durée*, *suspension*, qui se subdivisent eux-mêmes en plusieurs alinéas, comme on le verra dans le tableau suivant :

§ 1. *Époque.* — 1° Ages de la vie où l'on peut prendre des bains.
2° Époques de l'année.
3° Heures de la journée.
4° Moment du début.

§ 2. *Durée.* — 1° D'un bain.
2° D'une saison de bains.
3° Intervalle — entre deux bains — entre deux séries de bains ou deux saisons.

§ 3. *Suspension des bains de mer.* — 1° Temporaire.
2° Définitive.

§ 1. Époque.

1. Quels sont les âges de la vie où l'on peut se baigner à la mer?

Cette question en soulève une autre plus générale et

que je ne ferai qu'effleurer parce qu'elle m'éloignerait trop de mon sujet; la voici :

Tout individu bien portant peut-il se baigner à la mer à tout âge?

Ma réponse sera nette et catégorique, — non — et les nombreuses restrictions que la prudence m'a appris à faire, aux dépens de baigneurs plus confiants qu'avisés, je vais les énoncer le plus brièvement possible. Je prends seulement l'âge adulte comme celui qui autoriserait le plus une réponse affimative. Eh bien, tout adulte qui bien portant a la moindre disposition à la pléthore, doit se garder de prendre des bains de mer, et je tire le motif de l'abstention dans la tendance que manifestent les personnes sanguines aux congestions de la tête ou à l'hypertrophie du cœur.

J'en dirai autant des individus doués de tempéraments bilieux et nerveux qui, forts et robustes, jouissent d'une bonne santé à l'équilibre de laquelle il ne manque rien ; et je ne parle ici, bien entendu, que des personnes bien portantes.

1° Ages de la vie.

Et d'abord à quel âge peut-on commencer à se baigner *à la mer* ?

Si l'on consulte ce que les différents auteurs, qui ont écrit sur les bains de mer, pensent à ce sujet, on voit que leurs opinions varient beaucoup.

D'après M. Blot (p. 54) *ce moyen ne peut convenir... dans la tendre enfance*, sans doute avant 4 à 5 ans. M. Gaudet est moins sévère : les bains de mer, dit-il

(p. 42), sont rigoureusement praticables depuis la première année de l'existence.

Plus prudent à mon avis, M. Lecœur dit (p. 194, 1er vol. et p. 116 du 2e) qu'on ne peut baigner à la mer les enfants *avant l'âge de trois ans, par exemple.*

Avec plus de condescendance, M. Ed. Auber (p. 210) dit :

Règle générale : *Il ne faut jamais faire prendre de bains à la lame aux enfants âgés de moins de deux ans.*

Enfin M. Quissac, plus sévère que ses devanciers dit (p. 38) :

« L'âge de 4 à 5 ans, au moins, nous semble nécessaire, et encore même faut-il que la constitution ne soit pas trop faible. »

A mon avis, on ne doit pas, en général, baigner à la mer les enfants *robustes*, avant l'âge de trois ans, *délicats*, avant cinq ans. Toutefois, dans les conditions les plus favorables de beau temps et de mer calme, on peut se départir beaucoup de sa sévérité, et, s'il y a une indication précise de bains à la mer, comme pour le fait que j'ai cité page 57, accorder ces bains, d'abord très-courts, de simples immersions, à de très-jeunes enfants, à partir de 12 à 15 mois, par exemple. Ajoutons que sur ce point de thérapeutique comme sur bien d'autres, on ne peut pas poser de règles absolues.

Il va sans dire qu'à l'âge où l'on commence à permettre aux enfants de se baigner à la lame, ces bains doivent pour eux être accompagnés de précautions particulières, et que, par exemple, les enfants ne devront, en aucun cas, être confiés à des mains ignorantes des soins spéciaux que réclame cette mission.

A partir de six ans jusqu'à la puberté, les bains à la lame seront pris avec grand avantage, tous les auteurs sont d'accord sur ce point, à moins d'une contre-indication bien formelle. C'est l'époque de la vie où ce moyen thérapeutique a une action tellement puissante et sûre que M. Quissac lui-même, dont personne assurément ne suspectera la partialité en faveur de la médication marine, la dit *spécifique à cet âge.*

De vingt à trente et même à quarante ans, sauf des restrictions d'idiosyncrasies et de tempéraments, les bains peuvent encore être d'une grande utilité ; mais il faut dès lors des indications bien plus précises, j'allais dire plus urgentes.

Après quarante-cinq à cinquante ans, c'est-à-dire à l'âge adulte confirmé, M. Quissac n'admet plus qu'on prenne des bains de mer, parce que, dit-il, à cet âge *les forces agissantes à la périphérie tendent trop à languir*. Ce savant docteur de Montpellier me paraît ici trop sévère, bien qu'on soit autorisé à énoncer d'une manière générale cette proposition : « qu'à cette époque de la vie, les bains réussissent moins bien que dans un plus jeune âge. » On trouve en effet à cette période de la vie (quelques-uns des faits que je cite en feront foi) des personnes qui venant aux bains de mer pour une altération grave de leur santé, ont éprouvé de cette cure un bienfait inespéré et comme une véritable rénovation.

Pour les vieillards, les auteurs ne sont pas d'accord comme pour la jeunesse et la virilité.

M. Blot ne défend les bains de mer à la lame qu'*à la vieillesse avancée* (p. 55) et il ajoute (p. 56) : *Le vieillard qui en a l'usage peut le continuer tant qu'il ne s'en trouve pas affaibli*, et il recommande alors de grandes précautions, comme pour les personnes faibles et délicates.

M. Gaudet les dit *rigoureusement applicables jusqu'à soixante-dix et même soixante-douze ans* (p. 42). Seulement il recommande de ne les ordonner qu'à ceux chez lesquels la réaction se fait bien après le bain de mer; il veut qu'on surveille la tendance aux congestions si communes à cet âge et il les défend à ceux dont la circulation est languissante ou les articulations douloureuses.

M. Lecœur les défend aux *vieillards* et cela en raison directe de leur état de caducité (p. 194, 1er vol.)

Si M. Ed. Auber les permet aux vieillards, ce n'est qu'avec une précaution extrême (p. 41) *et cela par une triple raison*, une triple menace, dit-il, *d'apoplexies, d'étouffements* et *d'anévrismes*, capable d'effrayer le vieillard le plus audacieux, sans parler des fantômes de la *rétrocession* et de la *répercussion* (p. 42) qu'il dresse devant leurs yeux comme un épouvantail.

Je trouve M. Quissac plus logique quand il déclare, par les mêmes raisons que M. Auber, il est vrai, que les bains de mer sont très-contraires aux vieillards auxquels il ne laisse pas même la consolation des bains de mer chauds.

Plus sévère que M. Gaudet, mais moins exclusif que M. Quissac, je pense qu'en général les personnes avancées en âge doivent s'abstenir des bains à la lame, et qu'il convient seulement de faire une exception en faveur de ceux qui, par leur habitude des bains froids, ont acquis ou conservé une sûreté de réaction capable d'ôter toute inquiétude; encore faut-il une vigilance plus grande que pour les adultes et une sage réserve, s'il vient un moment où les bains de mer ne sont plus bien supportés.

2° Époque de l'année.

A quelle époque de l'année vaut-il mieux *se baigner à la mer?*

La plupart des médecins limiteraient volontiers la saison des bains aux jours les plus chauds de l'année et la circonscriraient entre le 15 juillet et le 1er septembre. Cette opinion, qui est la plus généralement adoptée, est celle qui s'arrange le mieux des caprices de la mode. Cette époque d'ailleurs, il faut le reconnaître, est celle pendant laquelle les bains sont les plus *agréables;* cette raison explique la préférence des personnes qui fréquentent les pays de bains pour leur plaisir; outre leur agrément, ces bains sont aussi bien plus inoffensifs. Cette immunité, qui ne s'acquiert qu'au prix d'une action moindre, rend les bains des jours caniculaires, je le reconnais volontiers avec M. Gaudet, *éminemment convenables aux enfants et aux personnes très-débilitées, qui n'ont à opposer qu'une faible somme de résistance vitale aux effets physiologiques des bains de mer, surtout à la soustraction du calorique cutané.* Mais je ne puis souscrire à l'opinion de M. Lecœur qui recommande de prendre les bains pendant la canicule, ceux-ci n'étant jamais plus agréables ni plus salutaires qu'en cette saison, ordinairement la plus chaude de l'année. Ils sont très-agréables, c'est vrai; mais ils sont bien moins utiles qu'avant et après cette époque. Aussi préférons-nous pour les malades, les adultes surtout, les mois de juillet et de septembre, voire même ceux de juin et d'octobre, quand le temps le permet.

Nous suivons en cela l'opinion de Rouxel, le traducteur de Buchan, qui dit (note de la p. 26) :

On peut commencer à prendre les bains de mer, lorsqu'on en fait usage pour combattre certaines maladies ou pour fortifier sa santé, dès le 20 juin et les continuer jusqu'à la fin de septembre et même jusqu'à la mi-octobre, lorsque la saison est favorable.

Et celle de M. Gaudet qui *croit qu'il serait possible et avantageux d'établir pour chaque année, l'époque des bains de mer, depuis le 15 juin jusqu'au 15 octobre et de diviser cet espace de temps en quatre périodes ou saisons d'un mois chacune.*

Plus forte que les raisons les plus solides, la mode a jusqu'à présent beaucoup restreint l'espace de temps pendant lequel on a l'habitude de se baigner à la mer en France. Mais il n'en est pas de même en Angleterre où la mode a choisi l'automne comme saison de bains : *l'automne,* dit Buchan, *est la saison de l'année que l'on choisit généralement en Angleterre,* comme la plus convenable pour prendre des bains de mer (p. 26) ; et il donne de ce fait une raison assez plausible, lorsqu'il dit qu'en effet *on trouve la mer plus chaude quelques semaines après le milieu de l'été qu'on ne la trouve à égale distance de temps avant cette période de l'année.*

Cette habitude des Anglais, qui est fondée sur de bonnes raisons, et entre autres sur l'exposition de leurs côtes qui sont généralement abritées des vents d'ouest, réfute suffisamment l'opinion de ceux qui, en France, veulent qu'on ne se baigne plus en septembre. M. Gaudet a, de son côté, surabondamment démontré que les bains de ce mois conviennent même aux personnes faibles dès que le début a eu lieu avant, et qu'il suffit d'ailleurs de restreindre la durée des bains et de les entourer des précautions nécessaires pour les rendre utiles et inoffensifs à la plupart des personnes auxquelles on prescrit la pratique de la mer.

Un petit nombre de sujets seulement, personnes trop débilitées, femmes trop sensibles et trop délicates, enfants très-jeunes et très-nerveux, ne devraient plus se baigner à la lame dès les premiers froids de septembre.

Il est naturel de penser que dans les régions plus froides, les limites de la saison des bains doivent être plus restreintes. — C'est ainsi que sur les côtes de la Baltique et de la mer du Nord, on ne donne des bains de mer que pendant les mois de juillet et d'août. Toutefois, même dans ces établissements septentrionaux, le raisonnement de Buchan est applicable et le docteur Neuber, que cite M. Gaudet (p. 49), pour conseiller les bains au mois de septembre, dit avec raison : *La mer conserve la chaleur qui s'y est accumulée dans le cours de l'été.* — Il n'est d'ailleurs pas sans intérêt de remarquer que pour les personnes nerveuses, par exemple, capables de se baigner à la mer tard dans la saison, les effets sédatifs de ces bains sont beaucoup plus marqués que s'ils avaient été pris vers le milieu de l'été. J'en ai eu sous les yeux, en 1856, un cas de ce genre fort remarquable.

3° Heures de la journée.

α. Pour les bains froids.

Les différents auteurs ne sont pas du tout d'accord sur l'heure à laquelle les bains doivent être pris à la mer.

Le matin, c'est-à-dire de 7 à 11 heures, semble plus particulièrement réservé aux *personnes robustes* (M. Blot, p. 59), — (Buchan, p. 86), — (ainsi que Currie cité par Buchan, même page). M. Gaudet va même jusqu'à choisir cette heure pour la généralité des baigneurs (p. 50).

Je choisis aussi volontiers ce moment de la journée pour les personnes dont la santé est peu altérée ou dont la force de résistance vitale est assez développée : c'est surtout quand ils se sont bien habitués à la mer, que les baigneurs même délicats peuvent essayer des bains de meilleure heure, afin d'en éprouver des effets plus toniques ; mais il faut que la réaction se fasse bien ; il n'y a pas de bains favorables sans cette condition. Aussi les auteurs, qui permettent aux individus forts de se baigner le matin, veulent-ils que les valétudinaires choisissent les heures de midi, une heure ou deux (Buchan p. 79), parce que c'est le moment où l'eau du bain est plus chaude de plusieurs degrés, surtout sur les plages sablonneuses. Son traducteur Rouxel défend aux personnes délicates d'aller à la mer le matin, et prescrit aux gens robustes de choisir autant que possible un autre moment. Sa crainte, exagérée certainement, vient sans doute de ce que, le matin, le corps reçoit plus vivement l'impression du froid. C'est précisément là la raison qui fait que M. Blot (p. 51) considère le bain du matin comme plus profitable pour les gens bien portants. MM. Lecœur et Ed. Auber s'accordent pour ne permettre le bain qu'entre midi et cinq heures (Ed. Aub., p. 70), entre midi et 6 heures (Lecœur, p. 287, 1er volume).

Suivant ces auteurs, on ne doit prendre de bains ni avant ni après, ce qui semble d'abord bien peu praticable à cause des marées, ce qui d'ailleurs n'est nullement nécessaire pour l'efficacité de la cure.

Réservons les heures du milieu du jour, aux enfants très-délicats, aux santés très-délabrées, aux organisations très-sensibles à l'action du froid et à réaction difficile, et aussi aux personnes qui ne peuvent se baigner à jeun sans en ressentir du malaise.

Les heures du milieu du jour, que le retour des marées ramène forcément de temps en temps, conviennent également très-bien aux arrivants qui prennent leurs premiers bains, surtout à ceux qui viennent à la mer pour la première fois.

Si les marées font subir des variations forcées aux heures du bain, les différents peuples choisissent aussi des moments différents pour se baigner, suivant la variété de leurs habitudes alimentaires.

Les Anglais se baignent surtout le matin, de 6 h. 1/2 à 9 h. en juillet et août. Cette heure, qui se comprend chez un peuple dès longtemps habitué à l'usage de l'eau froide, nous semble, comme à M. Gaudet, un peu matinale, et n'est guère usitée ni en France ni en Allemagne.

La fréquence et le froid piquant des matinées brumeuses sur les côtes de la Manche doivent faire réserver à quelques privilégiés les heures du matin, de 6 h. 1/2 à 9.

A partir de 9 à 10 heures du matin jusqu'au soir, les

bains sont agréables et utiles. Mais serait-il préférable de les prendre *le soir ?* Malgré l'autorité du baron Desgenettes, qui voulait qu'on les prît *seulement le soir*, nous pensons qu'il faut toujours les prendre au moins 1 heure avant le coucher du soleil, si même il était démontré, comme le croit Buchan, que les bains du soir fussent souvent utiles contre l'insomnie.

Bien des auteurs, M. Ed. Auber entre autres (p. 75), sont d'avis de régler l'heure du bain sur la marée du jour. Seulement un grand nombre de baigneurs préfèrent choisir le moment du bain d'après les exigences de leur repas ou de leurs plaisirs, et alors ils prennent le bain soit à la mer basse, mauvais moment sous bien des rapports, ou à la mer montante, époque où le bain se prend déjà dans de meilleures conditions, soit à mer descendante, moment où l'eau est plus chaude, mais où il faut veiller à ne pas se laisser entraîner au large, et où l'on doit se garder de se baigner, si la mer est trop agitée.

Le temps le plus favorable pour se baigner est le moment de la mer pleine ou étale; c'est autant que possible celui qu'il faut choisir.

Si la mer est grosse, on peut encore se baigner; seulement le bain doit être pris plus court. Mais il peut arriver, surtout vers l'équinoxe de septembre, que la mer soit trop houleuse pour qu'il soit prudent de se baigner.

La pluie, qui rend le bain désagréable et froid, ne doit pourtant pas empêcher de le prendre.

ε. Pour les bains chauds.

L'usage a prévalu, et cela sans doute pour la commodité du baigneur, de faire prendre les bains de mer chauds le matin avant le déjeuner. Il est toutefois quelques exceptions à cette règle générale : ainsi les enfants délicats, jeunes, comme les rhumatisants, devront de préférence se baigner dans la journée; dès lors, la petite promenade, qui doit précéder et suivre le bain pour en augmenter les bons effets, se fera dans de meilleures conditions et sera à la fois et plus inoffensive et plus efficace. Ce n'est que bien rarement que nous conseillerions le repos au lit, au lieu de la promenade, laquelle d'ailleurs n'a pas besoin d'être aussi prolongée que pour les bains de mer froids.

4° Moment du début.

Lorsqu'on arrive sur le bord de la mer, il faut non-seulement attendre que l'on soit bien accoutumé à l'air vif de la mer, mais encore, une fois le moment du premier bain venu, choisir convenablement et le jour et l'heure.

C'est ainsi qu'on ne doit pas débuter par un mauvais temps. Un jour de beau temps et à une heure convenable, onze heures, midi, plus tôt ou plus tard suivant le temps et la marée, on commence sa saison utilement, et ensuite les bains peuvent être continués avec fruit, avec plus de chances de succès et moins de craintes d'accident. Du premier ou des premiers bains dépend souvent l'efficacité de la cure. Que de malades venus au bord de la mer dans l'espoir d'y trouver un soulagement à leurs souffrances, qui, pour avoir mal débuté, souvent faute de conseils, sont repartis, accusant l'inefficacité de l'agent thérapeutique, lorsqu'ils auraient dû n'incriminer que la manière vicieuse de l'employer ! Les précautions qui conviennent au début varieront suivant l'âge et la force des personnes nouvellement arrivées. C'est ainsi que les enfants jeunes et délicats réclameront une *acclimatation* plus complète, un temps choisi, une heure convenable, en un mot, l'ensemble des conditions hygiéniques propres à rendre ce début agréable et par là imprimer à la cure une marche favorable.

§ 2. Durée.

1° D'un bain

α. Froid.

Quand on songe à la divergence d'opinions qui règnent et dans le monde et parmi bon nombre de médecins au sujet de la *durée du bain de mer*, on comprend comment il se fait que sur ce point la vérité a tant de peine à bien s'établir dans les esprits. Et pourtant les vraies règles à suivre, comme le rappelle M. Gaudet avec tant de raison, ont été dès longtemps établies par Floyer à l'occasion des bains d'eau froide (Londres, 1697).

Les divers auteurs, après avoir admis en principe que la durée du bain est *variable*, soit suivant la force, le tempérament, la maladie de chaque individu, soit selon la température extérieure, celle de la mer, et l'état de calme ou d'agitation de cet élément, comme le dit Mourgué (p. 9), comme le disent plus ou moins succinctement M. Blot (p. 51), M. Lecœur (p. 403, 1er vol.) et M. Gaudet,

(p. 53), sont tous d'accord sur les bienfaits des bains courts et sont aussi unanimes pour avertir de leur imprudence les baigneurs qui restent trop longtemps dans la mer. Seulement, tous ne posent pas les mêmes limites, et des limites assez précises. M. Blot, qui accorde *à l'homme robuste de prolonger son bain autant qu'il le veut*, comme Assegond (p. 130), qui accorde 12 à 15 minutes aux enfants, 30 aux adolescents et aux vieillards et jusqu'à 1 heure aux adultes, me semblent prolonger beaucoup trop la durée du bain.

Quand M. Lecœur (p. 403, 1er vol.), dit que la durée d'un bain de mer, variable suivant beaucoup de raisons, doit être courte, c'est-à-dire de 5 à 15 minutes, il donne à la durée des bains de mer des limites certainement un peu plus étendues que celles qu'il est le plus souvent convenable d'accorder. Que d'enfants, que de personnes faibles qu'il ne faut tenir dans l'eau qu'une, deux ou trois minutes, et auxquels même on ne doit donner qu'une seule immersion !

Buchan (p. 98), et son traducteur Rouxel (p. 96), sont bien plus dans le vrai, quand ils soutiennent qu'une seule immersion, qu'un bain de 2 ou 3 minutes de durée seulement procurent un bien-être marqué, et à la longue, une action tonique réelle, tandis qu'avec des immersions répétées fréquemment et un bain de 10 à 12 minutes de durée, on peut n'obtenir que des frissons, du malaise, de la lassitude. Dès que la réaction est imparfaite, le bain est mauvais et le résultat pernicieux.

M. Gaudet de son côté formule (p. 53 et suiv.) son opinion, fruit de dix années d'observation, d'une manière catégorique, mais en ajoutant qu'*on ne peut donner de conseils relatifs à la durée du bain qu'après avoir acquis une connaissance parfaite de tout ce qui se rattache à chaque cas particulier.*

A son exemple, je vais dire ce que m'ont appris mes onze années d'observations, en faisant remarquer que la pratique et l'observation de chaque jour doivent corriger ce qu'il y a de trop absolu en apparence dans l'énoncé des données générales de la durée du bain.

J'accorde :

1° Une durée de 1 à 3 minutes seulement aux enfants délicats, lymphatiques, de 3 à 6 ans, auxquels je permets l'usage des bains de mer froids, surtout s'il existe une prédisposition catarrhale ou de la susceptibilité intestinale (et j'indique, au début, les mêmes règles de prudence aux adultes qui ont les mêmes prédispositions), aux enfants très-nerveux, à ceux qui sont sujets aux congestions de l'encéphale, aux névropathiques très-affaiblis, aux femmes très-nerveuses et très-débilitées, comme aussi aux chlorotiques qui réagissent mal et difficilement, et, par la même raison, aux paraplégiques déjà avancés en âge ;

2° Une durée de 2 à 5 minutes, principalement au début de la cure, aux enfants de 6 à 10 ans, encore affaiblis par une maladie récente, aux enfants rachitiques, et enfin aux femmes nerveuses et de faible constitution.

3° Une durée de 5 à 10 minutes à la généralité des baigneurs qui viennent réclamer pour leur santé le bénéfice des bains de mer, et notamment aux jeunes gens lymphatiques et même scrofuleux, déjà plus forts et moins nerveux, ainsi qu'aux jeunes filles sur le point de se former.

Mais contrairement à l'opinion de M. Gaudet qui admet

deux autres catégories, l'une pouvant rester de 10 à 20 minutes et l'autre de 15 à 30 minutes, je pense que la limite extrême de 10 minutes ne doit être dépassée que par un petit nombre de personnes, celles qui savent nager et qui ont acquis par leur habitude de l'eau froide une immunité plus qu'ordinaire.

M. Gaudet reconnaît bien d'ailleurs que les Anglais, qui sont nos prédécesseurs dans la pratique des bains de mer, sont plus rigoureux que nous lorsqu'il s'agit de limiter la durée du bain de mer. Par contre, en Allemagne, on ne paraît pas considérer cette question comme importante, à ce point, que Vogel va jusqu'à dire qu'on peut rester plus longtemps dans la mer que dans toute autre eau froide, et que les autres observateurs de ce fait se contentent, ainsi que le fait remarquer M. Gaudet, de recommander au baigneur, d'une manière générale, *de ne pas attendre le second frisson.*

C'est là, pour le dire en passant, un conseil dont le vague détruit la portée. Comment d'ailleurs prendre pour règle de conduite un élément aussi incertain que le second frisson ? Tantôt, en effet, ce phénomène n'arrive que tard ou même pas du tout, tantôt il apparaît fort vite.

En parlant des *accidents*, j'insisterai sur les suites fâcheuses que peut entraîner une trop grande prolongation du bain.

Il est bien entendu aussi que le bain de mer devra avoir une durée moindre, si la mer est agitée que si elle est calme, comme tous les psychrologues n'ont pas manqué de le dire. M. Lecœur (p. 409) indique une manière d'augmenter la durée du bain qui consisterait à prendre le bain par fractions ; dans l'intervalle on ferait de l'exercice sur la plage ; ce procédé me semble bien peu praticable sur les côtes de l'Océan, vers le nord et ne pourrait être essayé que sur des plages bien plus méridionales, celles de la Méditerranée, par exemple.

6. Chaux.

La durée du bain de mer chaud peut être plus longue que celle des bains froids. Mais sur ce point encore les différents auteurs ne sont même pas d'accord. Ainsi M. Lecœur (p. 404) dit qu'on peut rester dans un bain de mer chauffé, *une heure et plus*, tandis que M. Gaudet dit avoir rarement vu les individus de tout âge prendre sans accidents des bains de mer chauds d'une heure, pendant plusieurs jours de suite.

M. Lecœur disait bien qu'il fallait commencer par des bains courts, c'est-à-dire de 20 à 30 minutes ; mais les limites qu'il pose me paraissent beaucoup trop étendues. M. Gaudet permet de quinze minutes à une demi-heure ou trois quarts-d'heure aux adultes et de 10 à 15 minutes, seulement aux enfants.

Les limites que marque ce praticien distingué sont bien plus rationnelles ; mais je les trouve encore trop étendues pour les adultes auxquels je n'accorderais que rarement la demi-heure. Aux enfants, je permets, comme lui, de dix à quinze minutes.

J'ai vu trop d'exemples des mauvais effets fournis par la durée abusive des bains même chauds, pour ne pas insister, si l'on veut obtenir de bons résultats, sur la nécessité qu'il y a de ne pas dépasser les limites prescrites.

2° D'une saison de bains.

α. Froids.

On nomme *saison de bains*, l'espace de temps pendant lequel le malade prend le nombre de bains que le médecin a jugé nécessaire à la guérison ou à l'amélioration de sa santé.

Cet espace de temps est d'ordinaire de 30 jours environ.

Le nombre de bains d'ordinaire est de 25 à peu près.

M. Gaudet ajoute avec raison que l'on ne peut à l'avance indiquer la quantité de bains que l'on sera apte à prendre; rarement la saison se composera de moins de 20 bains.

Toutefois, quand une susceptibilité particulière exige des interruptions d'un jour tous les 2, 3, 4 ou 5 bains, il peut se faire qu'une saison ne soit plus que de 15 bains, par exemple. Dans ces cas, il est souvent utile de la doubler; plusieurs jours d'intervalle sont mis alors entre les deux saisons avec avantage.

Seulement la saison variera non-seulement suivant l'âge, l'état de santé ou de force des baigneurs (plus courte chez l'enfant, plus prolongée chez l'adulte peu souffrant), mais encore suivant la latitude des différents pays : ainsi en Allemagne, une saison entière (25 bains environ) exigera souvent six semaines et davantage de séjour sur les côtes ; ajoutez à cela que l'inclémence du temps empêche souvent de prendre deux bains par jour; si 25 bains est le nombre ordinaire qui constitue une *saison* pour les adultes, pour les enfants, faibles surtout, ce nombre ne sera plus que de 15 bains; il sera d'une vingtaine pour ceux qui ont plus de force de résistance. Enfin il est d'observation journalière que les enfants lymphatiques et les scrofuleux peuvent dépasser la mesure ordinaire, les scrofuleux surtout, qui après quelques jours de repos, recommencent une seconde et même une troisième saison avec une amélioration progressive et une tolérance parfaite.

Au contraire, chez les enfants nerveux, principalement si les bains ont été donnés sans interruption, on remarque déjà, au bout de 10 à 12 bains, une sorte de saturation qu'indiquent des phénomènes d'irritabilité, d'agacement, de la céphalalgie, de la fatigue accompagnée parfois de nausées et même de vomissements, en un mot, une sorte de mal de mer. La saturation s'annonce, d'autres fois, par des phénomènes d'irritation intestinale, quelquefois même, par de la dyssenterie. Le plus souvent le repos ou en plus quelques soins appropriés suffisent pour faire disparaître ces symptômes. On peut ensuite, suivant les cas, cesser ou continuer la cure. En présence des tendances actuelles, il importe beaucoup de prévenir les baigneurs contre ce que j'appellerai les *traitements écourtés* ; il faut ne pas oublier que les modifications à produire dans la santé ne peuvent, en général, être obtenues dans un petit espace de temps, et qu'il est présomptueux, par exemple, d'espérer arriver à des résultats importants seulement en quinze jours.

6. Chauds.

Il faut de 15 à 25 bains *chauds* pour constituer une saison, et ici, comme pour les bains de mer froids, le nombre des bains sera en rapport avec l'âge, la force, etc., des malades.

Seulement une saison de bains chauds suivra d'ordinaire bien plus régulièrement son cours, parce qu'on sera plus rarement arrêté par les phénomènes de saturation, qui forcent parfois à suspendre les bains froids, et que s'il arrive quelquefois des signes d'excitation à la suite de ces bains, ces signes sont plus faciles à apaiser par la simple addition d'eau douce et, au besoin, de substances mucilagineuses.

Il peut arriver aussi que l'on double une saison de bains chauds; comme pour les bains froids, l'on doit encore dans ces cas mettre quelques jours d'intervalle entre les deux saisons, pour éviter même la crainte d'une excitation un peu trop vive.

Nous ajouterons enfin, que si les bains de mer froids ne peuvent être pris que de juin en octobre, les bains chauds peuvent à la rigueur être administrés toute l'année, ce qui dans certains cas urgents serait appelé à rendre des services signalés et inattendus, comme cela est vrai aussi pour l'usage intérieur de l'eau de mer; il est mieux cependant de prendre les bains de mer chauds dans les saisons d'été et d'automne, parce qu'il est plus facile, pendant ces saisons, de se conformer, avant et après, aux règles d'hygiène qui sont utiles à observer pendant ces sortes de cure.

Intervalle 1° entre deux bains.

α. Froids.

En général, il faut mettre *un jour* d'intervalle entre deux bains, c'est-à-dire, ne prendre qu'un bain par jour.

Certains auteurs sont plus sévères. Ainsi Buchan

(p. 107) pense que les personnes bien portantes, ne doivent se baigner que de deux jours l'un. Moins rigoureux, son traducteur, M. Rouxel au bas de la même page dit, avec plus de raison, que les personnes bien portantes peuvent prendre un bain chaque jour, *si elles ne restent que peu de temps immergées dans la mer.*

Si cette règle de prudence était toujours observée, on aurait bien moins d'accidents à noter chez les personnes qui viennent au bord de la mer réparer leurs forces fatiguées et qui y puisent quelquefois, au lieu de la santé, la source, pour l'avenir, de nombreuses indispositions ou même de maladies graves.

C'est ici que se présente et que nous allons traiter la question grave selon nous, du nombre de bains qu'on peut prendre dans un jour.

Est-il bon de prendre deux bains par jour ?

Nous répondrons *non* d'une manière générale et nous ne faisons que très-peu d'exceptions à cette règle bien établie — et encore dans ces cas, raccourcissons-nous beaucoup la durée respective de chacun de ces deux bains. M. Gaudet les permet pourtant *aux enfants scrofuleux, aux femmes fortes affectées de simples déplacements, sans irritation utéro-vaginale, à un certain nombre de paraplégiques, et même aux individus vigoureux affectés de douleurs nerveuses, avec caractère rhumatoïde, quand ces douleurs ayant été déplacées, réclament une sédation énergique et ont bénéficié déjà avec évidence des bons effets du bain isolé.*

On comprendra, sans peine, que nous regardions avec M. Gaudet comme un acte de folie de prendre un triple bain dans la même journée, et à plus forte raison que l'on continue cet acte de déraison plusieurs jours durant.

Toutefois si, par exception, et je ne l'admets guère que pour les jeunes gens scrofuleux et quelques paraplégiques, on permet de prendre deux bains dans un seul jour, il sera essentiel :

1° D'espacer le plus possible le premier bain du second, si l'on ne veut pas voir apparaître des troubles de différente nature ;

2° De ne commencer les doubles bains qu'après avoir pris 8 ou 10 bains simples ;

3° De ne doubler les bains, par exemple, que de deux jours l'un ; quand on les double plusieurs jours de suite, on voit souvent survenir de la céphalalgie, de la courbature, sans parler des douleurs diverses qui reviennent sous l'influence de cette pratique abusive ;

4° Enfin, quand on doublera les bains, la durée de chacun des deux devra toujours être moindre que celle d'un bain pris isolé.

Notons enfin que certaines personnes trop sensibles aux effets d'excitation des bains devront s'abstenir soigneusement de la pratique des doubles bains, et que, passée une certaine époque de la saison, le 15 septembre par exemple, il est de toute prudence de renoncer aux doubles bains, l'abaissement de la température augmentant le degré d'intensité du bain au point de le rendre bien plus facilement préjudiciable, surtout s'il est doublé. L'exemple qu'on me fournirait d'une pareille témérité couronnée de succès me ferait trembler pour l'avenir sans me convaincre le moins du monde.

Je ne puis donc accepter l'opinion de M. Quissac quand

il dit (p. 35) : « Quant au nombre de bains à prendre par jour, il n'y a rien d'absolu à cet égard. S'ils sont bien supportés, rien ne s'oppose à ce qu'on en prenne deux. » Pour moi, qui sous bien des rapports suis moins sévère que M. Quissac, je suis d'un autre avis, tant j'ai vu de fois les baigneurs bien supporter un bain de mer par jour et être très-éprouvés par quelques bains doublés ! Je reconnais seulement que dans la Méditerranée, le bain, en raison de la température un peu plus élevée de la mer, développe moins de réaction, permet qu'on y reste plus longtemps et admet plus facilement qu'on le double.

6 Chauds.

On ne prend jamais qu'un seul bain chaud par jour, et encore dans certains cas est-il préférable, ainsi que je le prescris souvent pour les jeunes enfants délicats de 3 ou 4 ans, de ne faire prendre des bains chauffés qu'une fois tous les deux jours.

2° Entre une série de bains ou même deux saisons.

Il peut être utile, chez les enfants surtout faibles et très-sensibles, de ne pas laisser prendre plus de 2 ou 3, quelquefois 4 ou 5 bains sans accorder un, deux ou même trois jours de repos, et alors ce temps de repos est plus ou moins long suivant le nombre de bains qui ont été pris de suite, suivant aussi le degré d'excitation produit par ce nombre de bains. Enfin on peut être obligé d'établir, pour les personnes très-nerveuses, que les bains seront pris seulement de deux jours l'un.

Si on juge à propos de faire prendre deux ou plusieurs saisons de bains, outre que ces saisons se composeront d'un moins grand nombre de bains, on laissera toujours plusieurs jours de repos dans l'intervalle d'une saison à l'autre.

Ce que je viens de dire est aussi bien applicable aux bains chauds qu'aux froids et ne demande pas de plus amples développements.

§ 3. Suspension des bains de mer.

Un certain nombre de conditions qui tiennent à l'âge, à la constitution, à la maladie, ou à des circonstances accidentelles se rapportant à la mer, à la température, au baigneur, deviennent souvent la cause occasionnelle d'une suspension des bains de mer soit temporaire soit définitive.

1° Temporaire.

Il est une cause de suspension temporaire que j'appellerai *physiologique* et qui n'en est pas moins impérieuse, je veux parler de la *période menstruelle*. C'est une pratique d'une prudence vulgaire, mais pas tellement vulgaire qu'elle n'ait ses contradicteurs, de prescrire le repos aux femmes réglées pendant toute la durée de leurs menstrues : elles peuvent se baigner tant que dure leur attente : mais une fois le temps du repos arrivé, elles doivent s'abstenir de se baigner jusqu'à la disparition entière de leur époque, et ne recommencer que plus de 24 heures après cette disparition. Je n'en excepte que les personnes dont les époques durent très-longtemps, qui voient encore un peu plusieurs jours après la vraie période et qui ont déjà expérimenté que l'immersion dans la mer, loin de rappeler le sang menstruel, en tarissait au contraire la source d'une manière complète.

Une autre classe de causes de suspension, causes *pathologiques ou accidentelles*, représente toute la série des accidents qui peuvent survenir chez les baigneurs sous des influences diverses sur leurs divers appareils ou systèmes d'appareil *respiratoire*, rhume plus ou moins vif, etc., — *digestif*, vomissements, diarrhée, embarras gastrique; *système nerveux*, surexcitation nerveuse, fréquente dans l'enfance; *appareil circulatoire*, mouvement fébrile plus ou moins marqué, — *utérin*, si retard, surtout avec douleurs hypogastriques, dans l'arrière-saison.

M. Gaudet veut avec raison qu'on suspende les bains momentanément, s'il survient un fort vent d'ouest, avec pluie, principalement les personnes faibles et délicates.

La prudence demande qu'à la suite de ces suspensions, on ne revienne aux bains de mer qu'avec réserve, notamment si l'accident cause de la suspension, a porté sur un appareil important et susceptible, comme l'est, par exemple, l'appareil respiratoire.

Il faudra donc peser toutes les circonstances, qui se rapportent à la suspension, pour apprécier la durée probable du repos que l'on impose au baigneur, car il est impossible de la fixer à l'avance; ce repos peut n'être que d'un ou de deux jours, ou bien aller jusqu'à une semaine et plus.

2° Définitive ou cessation.

On suspend définitivement les bains de mer froids ou

chauds, soit parce que la personne qui prend ces bains est arrivée à être saturée par la médication saline, soit parce qu'il est survenu quelque contre-indication.

Cette saturation, dont nous avons déjà indiqué les traits principaux, porte surtout sur le système nerveux qui offre des phénomènes et de surexcitation et d'accablement et sur l'appareil digestif qui traduit sa répugnance par des nausées, des vomissements, etc., etc.

Une toux opiniâtre, l'apparition d'une angine, la recrudescence de douleurs gastralgiques, une trop grande irascibilité chez les enfants, sont autant de motifs valables pour cesser les bains de mer.

Quelquefois chez certains sujets disposés aux rhumatismes, quand vient l'arrière-saison, il est prudent de suspendre définitivement les bains, sous peine de voir s'exagérer des douleurs, dont on avait déjà diminué l'intensité, en même temps qu'on affermissait le corps contre les influences pernicieuses des variations atmosphériques.

CHAPITRE SIXIÈME.

Des différentes localités où l'on peut pratiquer la mer.

§ 1. — Du choix de la localité ou l'on doit prendre les bains de mer.

Cette question, qu'un médecin voyageur seul pourrait traiter complétement après de nombreuses pérégrinations, ne saurait être passée sous silence, lorsqu'on voit tous les jours la décision de ce choix important subordonnée soit à des motifs de fantaisie, soit à des considérations d'affaire, soit plus souvent encore aux caprices de la mode.

Bien qu'il faille prendre en quelque considération et les calculs d'intérêt pour les gens peu aisés et les raisons de commodité pour certaines exigences sociales, comme en définitive ce déplacement a, dans beaucoup de cas pour but unique la santé, il faut, avant tout, ce me semble, se mettre dans les conditions les meilleures pour atteindre au but final qu'on se propose.

Je vais donc passer en revue les conditions diverses dont il faut tenir compte, lorsqu'il s'agit de choisir un pays de bains, sans prétendre le moins du monde trancher toutes ces questions, appelant au contraire sur ce point les méditations et les recherches des praticiens plus favorisés, qui pourront se livrer à cette étude comparative. Ce travail si attrayant par lui-même est en outre d'une utilité incontestable; on ne saurait en effet méconnaître combien il importe d'avoir à indiquer, pour certains cas bien précis, une bonne désignation, bien appropriée et fondée sur des motifs vraiment médicaux.

Ces conditions tiennent soit à la localité même, soit à la personne qui va pratiquer la mer, soit à l'époque de la saison où l'on se trouve ou que l'on choisit.

§ 2. — Conditions tenant :

1° A la localité.

Si les divers pays de bains de mer ont entre eux des caractères communs dont nous dirons un mot en traitant des climats marins, ils peuvent présenter aussi entre eux, pour ne parler que des points principaux, suivant leur *latitude*, leur *exposition topographique* et la *direction des vents* qui y règnent, des différences assez notables pour motiver un choix plutôt qu'un autre dans certaines circonstances données.

Mais avant d'indiquer ces quelques différences, je dois rappeler que le caractère principal des climats marins est la *constance*, c'est-à-dire, une température plus égale, moins froide en hiver, moins chaude en été que celle des climats continentaux.

Par conséquent au bord de la mer, l'été, l'habitant du Nord peut y coudoyer celui du Midi, au grand bénéfice de la santé de chacun d'eux. C'est dire que les différences que j'aurai à signaler ne seront pas aussi grandes qu'on pourrait le supposer, les pays dont je m'occupe étant tous de la zone tempérée et les conditions propres aux climats marins venant atténuer singulièrement les nuances qui les distinguent et qu'il me reste à décrire.

A. *Latitude.*

Cet élément climatérique qui fait varier la condition la plus importante de toutes dans l'étude des climats, la *température,* doit être pris en grande considération lorsqu'il s'agit de choisir un pays de bains. Mais je dois encore revenir sur cette remarque importante que les différences de température, surtout pour la seule saison d'été, sont bien moindres que ne sembleraient l'indiquer les différences de latitude. Et si, creusant le sujet davantage, on compare la température moyenne de la mer et celle de l'atmosphère maritime dans les divers pays de bains, on remarque encore que les variations de l'atmosphère terrestre sont d'autant plus grandes, en plus ou en moins, qu'on s'approche davantage de l'équateur ou du pôle, tandis que la température de la mer offre dans les pays très-divers des différences bien peu marquées. C'est ainsi que,

à Doberan, la moy. de la temp. de la mer est de		16,10° c. (Dr Vogel);
à Cüxhaven,	—	16, »;
sur les côtes d'Angleterre	—	17,25 c. (Hunter);
à Dieppe	—	18,2° c. (M. Gaudet);
dans la Méditerranée	—	22° c. (environ).

On voit que la différence entre la température de Doberan et celle de la Méditerrannée n'est que de 6° c. Ces 6° c. ne représentent guère que la différence qui sépare un bain de mer frais pris à la baignoire (24° c.) et l'eau de la mer elle-même (18° c.).

De cette étude comparative, on peut tirer au moins deux conclusions qui me semblent ressortir des températures diverses des différents pays de bains : d'une part, c'est que les pays de bains les plus favorablement situés seront ceux où, comme en France (côte océanique), en Belgique, en Angleterre, les moyennes des deux températures de la mer et de l'air se rapprocheront le plus l'une de l'autre ; d'autre part, c'est que l'efficacité des bains de mer sera d'autant plus grande que la température de la mer sera moins élevée. Je suis sur ce point complétement du même avis que M. Gaudet contre M. Quissac, lorsque l'éminent praticien de Dieppe, parlant de la température relative de l'Océan et de la Méditerranée et constatant que celle-ci a plus de 4° c. de plus que l'Océan, en conclut *l'infériorité de la Méditerranée dans la nature et l'intensité de ses effets hygiéniques et thérapeutiques*. Il est vrai que M. Gaudet attribue la plus grande partie de l'action de l'eau de mer à sa basse température, au *froid*, ce qui est vrai sans doute, mais ne doit pas faire oublier les autres éléments d'action, tels que le mouvement, les principes minéralisateurs, etc.

M. Quissac, lorsqu'il réclame l'avantage pour la Méditerranée (et il compte pour cette prééminence la température plus élevée de l'eau et la douceur du climat méditerranéen) n'émet cette opinion que parce qu'il craint les effets trop dépressifs du *froid* qu'il redoute à l'excès et préfère, pour *les individus délicats* (p. 30) des bains plus doux, partant moins efficaces à notre sens. Et pourtant le même M. Quissac, par une sévérité que nous avons peine à comprendre, trouve que les bains de mer chauffés ont un effet *nul ou à peu près nul. L'absence de la sensation de froid leur enlève leur vertu tonique* (p. 33).

B. *Exposition topographique.*

Les pays de bains considérés dans leur exposition topographique présentant à étudier et leur orientation, ainsi que celle de leur plage et la direction des chaînes de montagnes qui les abritent, circonstances qui impriment aux climats des modifications importantes, influent sur le caractère des vents régnants et par là augmentent ou diminuent beaucoup la salubrité respective des localités.

Prenons un exemple. Arcachon, petite ville de bains fait face au nord-est ; ainsi que sa plage, elle est abritée et du côté de la mer et du côté de la terre des vents trop vifs ou trop arides qui règnent dans cette contrée, et doit à cette situation une égalité de température qui réalise tout à fait la stabilité des climats maritimes.

Beaucoup de plages océaniques fréquentées par les baigneurs doivent à leur exposition à l'ouest, et au caractère des vents qui, vers la fin de l'été, soufflent souvent de ce côté, de voir vers le milieu ou la fin de septembre la température s'abaisser, et le froid venant, les baigneurs déserter promptement leurs rivages devenus moins hospitaliers.

Les côtes d'Angleterre tout autrement exposées sont bien mieux garanties de ces vents qui rendent désertes en automne les côtes exposées à l'ouest. Cette situation privilégiée nous explique bien mieux que les caprices de la mode l'usage dès longtemps établi et toujours suivi en

Angleterre de ne prendre guère les bains qu'en septembre, octobre et novembre ; ajoutons qu'en outre, à cette époque, la mer a conservé une partie de la chaleur que lui a fournie le soleil, pendant la saison d'été. On sait d'ailleurs qu'en Angleterre, sur les côtes du Devonshire, les orangers mûrissent en espalier, et que la température moyenne est en hiver de + 5 ou 6, et en été de + 11, ce qui constitue une différence de 5 ou 6 degrés seulement, d'où résulte une égalité de température bien favorable à la cure des bains.

C. *Direction des vents.*

Lorsqu'il s'agit de définir le caractère particulier d'un climat, quelle qu'en soit la température, quelle que soit la topographie du lieu, l'étude des vents qui y règnent le plus habituellement est d'une grande importance.

C'est par les vents, en effet, ces grands arbitres des changements atmosphériques, comme les appelle le professeur Martin, que le climat se constitue ; c'est par eux que se développent et ses avantages et ses inconvénients.

Un exemple frappant de l'importance des vents pour la salubrité d'un climat nous est donné par Venise.

Ce pays, dont M. le docteur Ed. Carrière a étudié la climatologie qu'il a si finement tracée (*Union médicale*, mars 1856), ne serait pas ce qu'il est sans l'influence des vents dominants qui l'assainissent et en rendent le séjour agréable.

L'importance des vents au point de vue de leur direction, tient aux propriétés qu'ils empruntent aux pays sur lesquels ils passent.

Ainsi les vents d'ouest qui soufflent de la mer sont pour nos côtes beaucoup plus humides que les vents d'est qui traversent les continents.

Aussi les pays de bains assujettis à cette prédominance des vents d'ouest, qui soufflent plus fréquemment dans l'arrière-saison, doivent-ils à cette influence, durant la saison froide, un abaissement de température et parfois une vivacité de froid que ne connaissent guère les localités placées dans l'intérieur des terres.

Pour être complet, il faudrait exposer la climatologie comparative de chaque pays de bains, travail qui exigerait des développements plus grands que n'en comporte cet ouvrage. Il nous suffit d'en avoir suffisamment déterminé l'importance.

Ajoutons que lorsqu'il s'agit du caractère particulier d'un climat, il faut voir et juger l'ensemble ; comme ces influences se corrigent souvent les uns par les autres, on ne saurait les apprécier séparément.

D. *État de la plage.*

Cette considération, un peu secondaire, il est vrai, a pourtant une certaine influence à un double point de vue. Pour les enfants, par exemple, qu'on apporte souvent au bord de la mer, pour y jouir du bienfait seul d'un air pur et frais, les plages sablonneuses ont l'avantage inappréciable de leur permettre de s'y ébattre du matin au soir, d'y *vivre* pour ainsi dire, et d'y puiser en effet pour leur santé chétive des ressources inattendues.

Ces plages ont l'avantage aussi de diminuer l'énergie de la vague, la violence des lames et en outre de permettre de prendre les bains avec une bien plus grande sécurité.

Il faut reconnaître, par contre, que les plages couvertes de galet conviennent mieux aux personnes qui ont besoin de bains énergiques; la vague y déferle plus vivement; la percussion des flots y est plus violente; la température de l'eau de mer y est aussi moins élevée que sur les plages sablonneuses où le soleil en chauffant le sable augmente de 3 à 4 degrés la température de l'eau, au bord de la mer. C'est encore là un moyen qu'on a sur les plages sablonneuses, pour le dire en passant, d'habituer peu à peu les enfants et les personnes faibles aux bains de mer.

2° A la personne qui vient prendre les bains.

Les conditions principales tirées *de la personne*, par rapport au choix de la localité où elle devra prendre les bains, se rapportent à

α. Son état physiologique;
β. La nature de sa maladie;
γ. Sa résidence ordinaire.

α. Son état physiologique.

On peut aller prendre les bains sans être malade et seulement parce que l'équilibre de la santé est trop instable. Les enfants sont souvent dans ce cas pour peu que la croissance, des travaux trop suivis, des excès de plus d'un genre aient altéré la santé générale, il faut instituer une médication réparatrice, et les bains de mer sont un des moyens les plus actifs de cette réparation. Or, l'enfant peut d'ailleurs, originairement ou nouvellement, avoir une poitrine délicate ; des rhumes antérieurs effraient le praticien prudent qui n'ose risquer une cure de bains de mer dans la latitude d'habitation ordinaire. Il faut alors diriger l'enfant vers un pays plus méridional. Nous dirions bien qu'en choisissant l'époque du milieu de l'été on remplirait aussi bien les conditions de la prudence ; mais nous admettons la nuance de ces différents déplacements : seulement même en faisant cette part à un climat plus doux, nous sommes si convaincu qu'un bain un peu plus *froid* est aussi plus actif et plus tonique, qu'après avoir dirigé l'enfant plus au sud d'abord, une fois la santé plus affermie, nous le dirigerions plus au nord, afin d'arriver successivement à des bains plus forts et à une action plus marquée. D'où encore cette conséquence pratique, qui nous semble devoir être prise en sérieuse considération, que les bains peuvent être pris d'abord dans les pays méridionaux, mais qu'il faut ensuite, à mesure que les forces radicales augmentent, augmenter aussi la tonicité des bains et par conséquent envoyer les malades dans des régions plus septentrionales.

ε. Nature de la maladie.

Cette considération, une des plus importantes à examiner, comme elle est une des plus fréquentes à débattre, ne saurait recevoir de nous que des développements incomplets, capables seulement, nous l'espérons du moins, de montrer toute l'importance que nous y attachons, et de justifier notre témérité d'avoir osé aborder un sujet pour lequel nous étions si peu préparé.

La médication marine, dont on a peut-être un peu trop étendu l'action, mais qui pourtant exerce ses effets avantageux dans un bien grand nombre d'affections de genres très-divers, ainsi que nous avons essayé de le démontrer, n'agit en tout cas que lentement, à la longue, à la façon des maladies dont la chronicité est le caractère commun. Mais ces malades ne se présentent pas tous dans les mêmes conditions d'âge, de force, si la maladie est la même; et si la maladie diffère, tel climat sera plus approprié qu'un autre à des affections de diverse nature.

Qu'une personne, de faible complexion, soit arrivée au dernier degré de *l'état nerveux*, avec un éréthisme continuel et les souffrances incessantes de cette surexcitation maladive, ou bien qu'un malade ait des antécédents qui puissent faire craindre pour l'état de sa poitrine dans l'avenir, si dans un cas comme dans l'autre, l'état des forces est très-alarmant, nous pensons que la meilleure station de bains de mer que l'on puisse conseiller sera celle de Venise, sur laquelle le docteur Ed. Carrière a fait une étude si intéressante (*Union médicale*, mars 1856), ou quelque station dont les caractères se rapprocheraient de celle de Venise.

Nous avons supposé une extrême faiblesse accompagnant un état morbide grave et demandant de la part de la médication une douceur extrême pour ne pas briser les ressorts très-ébranlés d'une organisation exténuée. Que si l'affection menace toujours, par exemple, les voies respiratoires et que la partie altérée ait conservé pourtant plus de force de réaction, on pourra choisir soit une station plus douce et partant moins active de la Méditerranée (Cette, etc. —), soit une des plages océaniques situées le plus au midi de la France : Biarritz, que la mode a si vite et si bien pris sous sa protection, et mieux encore Arcachon dont l'exposition mérite une mention spéciale, abritée qu'elle est et des vents de terre trop arides et des vents de mer trop violents, sans parler de la forêt de pins, qui l'avoisine et lui apporte en plus le concours bienfaisant de ses émanations balsamiques.

Seulement, il ne faut pas demander à ces plages, à Arcachon surtout, une action forte, une percussion énergique de la vague; l'égalité de température qui y règne en fait une résidence utile pour les valétudinaires faibles et délicats et qui n'ont à demander à la mer qu'une influence médicatrice légère et un climat constant.

En remontant le long de la côte occidentale de France, nous trouvons une foule de stations qui sont également recommandables, en raison des caractères communs qu'elles présentent, ceux qui appartiennent aux climats marins ; seulement, à mesure que l'on s'élève vers le nord, surtout pour les localités qui sont exposées à l'ouest, il importe de raccourcir un peu la saison des bains aux dépens de l'automne; trop souvent l'approche de l'équinoxe amène sur ces côtes des variations atmosphériques fréquentes et inattendues, un refroidissement considérable, conditions nouvelles qui éloignent forcément la foule des baigneurs et ne permettent plus qu'à un petit nombre de profiter des bénéfices des bains de mer.

γ. Résidence ordinaire.

Enfin une question secondaire assurément, mais dont il faut tenir compte, c'est le pays, résidence ordinaire des personnes qui viennent au bord de la mer et qui doit influer sur le choix qu'ils auront à faire.

Ainsi les habitants des pays du nord devront choisir généralement des stations septentrionales, à moins que l'affection ne réclame l'aide d'un climat plus doux. N'oublions pas toutefois que si les présomptions de phthisie, par exemple, réclament sans délai une température douce et égale, certaines formes de névrose se trouvent infiniment mieux d'un pays plus froid et qu'on a quelquefois tort de prescrire un déplacement trop grand à des malades qui n'avaient nullement besoin, pour guérir, de changer de latitude.

Une autre remarque, à propos des étrangers qui viennent au bord de la mer, c'est que ceux d'entre eux qui habitent d'ordinaire les pays de montagnes, élevés surtout, ne ressentent pas comme les habitants des plaines, les effets salutaires de l'air vif et frais de la mer. J'ai plusieurs fois remarqué que, dans ces conditions, on obtenait des bénéfices moins certains du séjour au bord de la mer. Au moins ne les voyais-je pas se développer sous mes yeux et suis-je en droit de suspecter un peu la réalité d'effets secondaires qui se seraient fait sentir seulement après leur départ.

3° A l'époque de la saison.

Le temps de l'année où l'on doit prendre les bains peut aussi influer sur le choix de la localité.

Qu'on soit arrivé aux derniers jours de juillet ou aux premiers jours du mois d'août, la chaleur est étouffante dans l'intérieur des terres. S'il n'y a pas de raison spéciale qui doive faire préférer telle localité plutôt que telle autre, on sera plus porté à cette époque à choisir une station située plus au *nord*, élévation de latitude relative sans doute, mais proportionnée à la résidence ordinaire des voyageurs.

Mais de très-bonne heure, et surtout à une période avancée de la saison, on voudra séjourner dans un climat plus chaud et on inclinera davantage vers les régions méridionales. On choisira dès lors dans ces parages, une station abritée, à température douce et égale, à plage sablonneuse, qui réunisse, en un mot, la stabilité désirable des climats maritimes.

§ 3. — Influence de la localité.

1° Sur la manière de prendre le bain.

Il n'existe pas d'autres influences de localité sur la manière de prendre les bains que celles, que conservent les habitudes et les préjugés des *guides* dans les divers pays. Et encore, grâce à l'intervention médicale, ces préjugés tendent-ils à disparaître de plus en plus et à n'être guère que de rares exceptions. Toutefois, il faut avouer que, pour cette circonstance capitale de l'entrée dans la mer, par exemple, certains pays de bains ne fournissent pas aux baigneurs des moyens convenables, pour que l'entrée dans la mer se fasse dans les conditions prescrites par la science. Il en résulte que le bain est mal pris et qu'il ne produit pas les bons effets qu'on était en droit d'en attendre. C'est ainsi, par exemple, que l'insuffisance des moyens de transport des baigneurs à la mer, au moyen de voitures roulantes suffisamment commodes, rend pernicieux pour certaines personnes l'usage des bains de mer, lesquels, avec cet auxiliaire, leur auraient été d'un grand secours et d'une grande efficacité. Le manque d'adjuvants aussi simples discrédite sinon l'excellence du moyen, du moins les plages déshéritées qui n'ont à offrir aux baigneurs que des véhicules incommodes.

2° Sur la durée d'un bain.

Cette influence est réelle et se comprend facilement : plus un pays de bains se rapproche de l'équateur, toutes choses égales d'ailleurs, plus la température moyenne atmosphérique et maritime s'élève, plus dès lors le bain dans la mer pourra durer de temps.

Aussi lisons-nous sans étonnement dans M. Quissac (p. 31) : « On ne peut la porter (la durée du bain) au delà de trois quarts d'heure à une heure. » Cette durée qui serait complétement inadmissible dans l'Océan, on a pu en juger par notre paragraphe sur la *durée*, peut être utile aux baigneurs qui fréquentent la Méditerranée ; nous en croyons facilement M. Quissac sur parole.

Aussi tous les praticiens, qui sont plus au nord, M. Gaudet en tête, recommandent-ils de raccourcir la durée du bain d'autant plus que le niveau de la température s'abaisse.

3° Sur la durée d'une saison de bains.

Cette influence est du même ordre que pour la durée

d'un bain, c'est-à-dire que pour les stations plus méridionales; une saison sera de 30 à 40 bains, tandis que dans les pays plus septentrionaux la saison n'est d'ordinaire que de 25 bains. Cette durée plus longue de la saison dans les pays du Midi est doublement motivée, d'une part, pour donner par sa durée plus grande, plus d'activité et d'efficacité à la cure elle-même, et d'autre part, pour faire profiter plus longtemps des bienfaits d'un climat doux et égal les malades délicats, qui avaient un si grand besoin de cette action tonique douce, mais prolongée.

Sur la côte de Normandie, par exemple, la saison se compose d'un mois, c'est-à-dire de 25 bains environ. Mais cette durée n'est pas fixe et invariable ; les chiffres n'ont rien de cabalistique, et cette durée est ou bien allongée ou bien raccourcie, ce qui est ordinaire pour les enfants dont la saison est de 15 à 20 bains, et ce qui arrive aussi aux personnes délicates, aux gens nerveux, à quelques idiosyncrasies chez lesquelles se manifestent vite des symptômes de saturation qu'il faut savoir respecter. Dans les stations plus septentrionales encore, dans la mer du Nord, dans la mer Baltique, notamment un peu tard dans la saison, il faudra parfois six semaines de séjour au bord de la mer pour faire une cure, même de 20 bains, tant il se trouve de jours, dans ces régions, où les variations atmosphériques rendent les bains de mer impraticables! D'une part donc, une saison de bains dans le Midi devra être plus longue pour compenser le peu d'énergie de l'action des bains méditerranéens, par exemple; d'autre part, dans les régions du *Nord* (mers de la Baltique — du Nord) il faut faire sur le bord de la mer un séjour très-prolongé, afin de prendre le nombre de bains qui a été prescrit.

4° Sur les précautions à prendre.

Les précautions à prendre avant et après le bain doivent varier suivant les localités.

S'agit-il d'entrer dans la mer? On comprend que sur le bord de la Méditerranée, par exemple, on puisse, une fois en costume de bain, se promener quelques minutes sur la plage, si on avait trop chaud surtout, afin d'adapter sa propre température à celle de l'air ambiant et d'entrer dans l'eau, n'ayant ni trop chaud ni trop froid. Cette pratique, que nous blâmions, venant de M. Lecœur, comme ne convenant point, ce nous semblait, au climat des côtes de Normandie, nous la comprenons très-bien sur les plages favorisées et abritées des pays méridionaux.

De même, son bain *par fractions*, qui ne nous avait point paru applicable dans nos régions, serait peut-être utilisé avec avantage dans les climats plus chauds.

Il en est de même au sortir du bain. Dans les pays plus chauds, où la réaction se fait plus facilement, on n'a pas besoin d'une promenade aussi longue ni aussi soutenue que dans les stations situées plus au nord. Les précautions augmenteront à mesure que l'on ira dans des régions plus septentrionales, dans celles où les intempéries forceront le baigneur à rester plusieurs jours sans se baigner.

CHAPITRE SEPTIÈME.

Circonstances accessoires.

L'étude des soins qui doivent accompagner et même suivre la cure du bain de mer, soins tantôt *hygiéniques* seulement, tantôt *thérapeutiques*, va compléter la série des chapitres consacrés à l'exposition de la médication marine.

L'importance de ces soins n'a pas besoin d'être démontrée. On sait de quelle utilité est en thérapeutique la *manière de faire* et combien les détails importent à l'art. Donnerons-nous pour preuve de l'importance de ces soins secondaires, l'opinion assez répandue dans le monde que dans la cure des bains de mer tout agit, sauf le bain de mer lui-même, ou du moins que le plus grand mérite de la guérison doit revenir au déplacement, au nouveau système de vie, aux distractions, etc. ? Tant de personnes répètent cette opinion erronée avec la plus grande bonne foi, qu'il doit y avoir au moins quelques motifs plausibles de la soutenir. Aussi, après être arrivé, j'espère, à convaincre le lecteur de l'inanité de cette opinion dans le courant de ce volume, je ne nierai point que, dans le succès de certaines cures de bains, les changements survenus dans les habitudes n'y soient pas pour quelque chose ; mais les agents véritablement actifs et efficaces, on ne saurait trop le répéter, c'est l'air marin, c'est le bain de mer.

Ces soins sont du ressort ou de l'hygiène ou de la thérapeutique.

A. *Hygiène.*

Les précautions hygiéniques doivent être prises ou pendant ou après la cure.

1. Pendant la cure, soit des bains froids, soit des bains chauds.

Une première condition favorable à la guérison pour le malade qui arrive aux bains de mer, c'est le *déplacement* lui-même. Il y a longtemps qu'Hippocrate a dit : « Dans les maladies longues, changez de pays. » Du voyage on tire ce premier profit de quitter l'air empesté et les habitudes pernicieuses des villes ; non-seulement il met fin à un mauvais régime, mais il fait cesser souvent une médication qui n'est plus opportune. Mais outre qu'il éloigne de la cause du mal, le déplacement a encore d'autres avantages ; il fait passer le malade dans des conditions nouvelles, lui procure les agréments de la vie champêtre, lui donne le repos de l'esprit et du corps, le convie à des habitudes plus saines et fournit aussi des distractions de toute sorte à son besoin d'activité. C'est dans ce sens qu'on a dit, en parlant de certaines eaux, que l'éloignement de la source en doublait la puissance.

A son arrivée dans le pays de bains, dans la belle saison, le malade, outre le changement d'air et de climat, respire une atmosphère plus pure, éprouve de ces conditions nouvelles une impression favorable, se livre à un mouvement qui lui plaît, et, en un mot, donne à son hygiène une direction plus salutaire.

C'est qu'en effet l'*observation des règles de l'hygiène*

est encore un des bienfaits de la vie nouvelle que vient inaugurer le baigneur dans la localité qu'il a choisie pour sa saison. Les bains lui ont été prescrits comme le but seul de son voyage, et ce voyage, lui aussi, contribue pour sa part à l'efficacité de la cure.

Mais pour tirer le meilleur parti de ce déplacement, il importe beaucoup d'avoir, pour son séjour au bord de la mer, un plan de vie convenable et avant tout de bien s'acclimater.

Acclimatement. D'ordinaire, on s'habitue au séjour de la mer dès les premiers jours et pour ainsi dire sans préparation. C'est là le fait des organisations fortes et vigoureuses, surtout à l'âge adulte. Mais les personnes frêles et délicates, les enfants principalement, ont, les premiers jours, besoin de certains ménagements ; ainsi ils ne doivent point aller au bord de la mer le soir après le coucher du soleil, pour peu que la température soit froide ou brumeuse ; dans la journée, on doit même ne les y mener que si les vents ne sont pas trop violents et que l'état de la température le permette. S'il fait beau et que la sortie du soir soit possible, on usera de vêtements plus chauds pour éviter les rhumes, les angines, les névralgies qui s'emparent si facilement des personnes prédisposées à ces affections. L'acclimatation sera progressive et plus ou moins rapide suivant les constitutions, le temps, etc. ; quelquefois pourtant elle est impossible.

J'ai vu des névropathiques venir au bord de la mer, espérant y trouver un soulagement à leurs souffrances, au bout de quelques jours passés dans l'espoir de s'y habituer, au milieu des angoisses incessantes d'une excitation de plus en plus marquée, être obligés, de guerre lasse, de quitter le rivage et de fuir un climat trop excitant. On est appelé quelquefois aussi à faire la même remarque et à prescrire l'éloignement de la mer pour de jeunes enfants que l'on allaite et chez lesquels l'air marin produit des symptômes d'excitation que le départ seul fait disparaître. D'autres fois, ces phénomènes sont assez prononcés les premiers jours pour qu'on les remarque et même qu'on ait à les réprimer; mais bientôt sous l'influence du temps seulement ou des soins, soit de l'hygiène seule, soit même de la thérapeutique, on les voit peu à peu disparaître. On observe aussi les mêmes phénomènes d'excitation chez des gens nerveux qui tiennent à vivre au bord de la mer, pendant la saison d'hiver; c'est au détriment de leur santé qu'ils persistent à braver les vents et les intempéries de ces temps froids et humides.

Mais si l'imprudence n'a pas contrarié les bonnes dispositions du début et que tout en s'acclimatant la santé soit restée bonne, on trouve déjà dans les bienfaits du bain d'air vif et salin un auxiliaire puissant à la médication marine dont on est appelé à éprouver l'efficacité.

Toutefois il est nécessaire, si l'on veut tirer tout le parti possible des bains, d'avoir, pour son séjour, un plan de vie convenable.

Il s'agit d'abord de régler son *sommeil*, en évitant les errements de la ville ; il faudra donc se coucher tôt et se résoudre aussi à se lever de bonne heure : rien n'est favorable à la santé comme une promenade faite de bonne heure le matin sur le bord de la mer.

Les *vêtements* seront aussi appropriés au climat dans lequel on vient séjourner ; près de la mer on doit se vêtir davantage, et le matin et le soir, la température de l'atmosphère se trouvant alors beaucoup plus fraîche qu'au milieu du jour.

Les bienfaits de l'*exercice* ressortent et des bons effets qu'il produit et des mauvais résultats qui sont le fruit de l'inaction. Un exercice approprié à la santé de celui qui le fait, porte à l'extérieur les forces et les répartit mieux, maintient ou rétablit l'équilibre, anime la circulation, provoque la perspiration insensible et empêche la prédominance vicieuse du système nerveux. Quels sont, au contraire, les effets de l'inaction ? Voyez les femmes, avec leur frêle organisation, se livrer à des occupations qui les laissent toujours assises et ne leur permettent qu'une agitation sur place assez semblable à l'inaction. Ce défaut d'exercice, en diminuant leur appétit, rend en outre leurs digestions lentes, en sorte que peu à peu l'appétit se perd et ne renaît qu'à force d'excitation factice; or, on sait que les écarts hygiéniques ont souvent des suites fâcheuses et sont la cause fréquente d'affections chroniques. Ainsi, autant l'exercice est profitable, autant l'inaction est pernicieuse aux femmes.

Le matin, on fera une bonne promenade sur le bord de la mer; ainsi que je l'ai dit, il faut se promener un peu avant le bain; après le bain, j'y insiste encore davantage, tant le conseil me paraît important, la promenade, plus essentielle encore, qu'elle soit plus ou moins prolongée, est destinée à donner au bain toute son efficacité.

Dans la journée, les enfants peuvent se livrer à la gymnastique, ou tout simplement jouer et s'ébattre sur la plage et respirer à pleins poumons cette atmosphère marine si fraîche et si pure.

Les adultes peuvent se livrer à l'équitation ou faire de plus longues promenades, en évitant toujours de se fatiguer outre mesure. De longues et fréquentes promenades en mer seront particulièrement recommandées aux malades affectés de *vertiges nerveux*.

Que dire de cet amour effréné de danses, qui saisit tous les soirs un certain nombre de baigneurs et de baigneuses, venus au bord de la mer pour soigner leur santé et se reposer des fatigues de l'hiver, amour qui les précipite, plusieurs heures durant, dans les rapides entraînements de tournoiements cadencés, capables de lasser les hommes les plus robustes et auxquels semble résister si bien, en apparence du moins, la frêle organisation de la femme ?

Il faut aussi donner un soin particulier à l'*alimentation*. Cette partie de l'hygiène, à cause de son importance, demande à être réglementée avec d'autant plus de précaution, que souvent la maladie dont on a à triompher, a pour cause elle-même l'inobservation des règles de l'hygiène. On peut pendant longtemps suivre un mauvais régime sans résultats pernicieux en apparence : longtemps l'habitude en masque les effets ; la lenteur de leur développement rend leur marche insidieuse et perfide ; heureusement, aux bains de mer, l'appétit reçoit tout d'abord de l'air une excitation marquée ; les promenades aidant, les digestions se font mieux, les boissons sont prises en plus grande abondance, circonstances qui donnent à l'estomac une activité nouvelle. Aussi l'alimentation doit-elle être substantielle et appropriée aux forces de l'estomac. A mesure que l'appétit augmente, on peut augmenter progressivement l'alimentation, sans oublier que l'excitation, que produisent l'air marin et les bains de mer sur l'estomac, n'augmente pas les forces digestives dans la même proportion que l'appétence des aliments; l'oubli de cette recommandation a dû causer plus d'une indigestion, dont le moindre inconvénient est de causer toujours une certaine fatigue et de retarder les bons effets de la cure des bains de mer.

2° A la suite de la cure.

Les soins hygiéniques qui sont de mise, après une cure de bains de mer, ne sont ni aussi nombreux ni aussi importants.

Il s'agit de conserver le plus longtemps possible les bons effets des bains, et même de les développer, si cela se peut faire.

Pourquoi ne pas s'habituer aux ablutions d'eau froide, à partir du moment où les bains de mer ont donné à la peau une immunité contre le froid qu'elle ne connaissait pas auparavant ?

Pourquoi, si l'on veut augmenter les bons effets des bains de mer, ne pas se frotter, tous les jours, toute la surface du corps avec une éponge trempée dans de l'eau salée, ou mieux encore, avec un morceau de toile un peu épaisse, qu'on tremperait avant dans l'eau salée et qu'on laisserait exposé aux rayons du soleil ? La friction devrait se faire jusqu'à ce qu'on ressentît à la peau une chaleur agréable. C'est là, je crois, un conseil de Buchan.

Il est un autre moyen hygiénique à employer après la cure des bains de mer, au sujet du quel les praticiens ne sont pas d'accord ; je veux parler des bains de rivière. Les uns les recommandent, les autres les proscrivent. Je pense qu'on peut les permettre sans crainte, toutes les fois que la saison des bains de mer n'aura pas amené une excitation trop vive; il serait mieux en ce cas d'avoir recours à des bains tièdes qui calmeraient l'excitation sans nuire aux effets secondaires des bains de mer. J'ajouterai que, dans de très-rares exceptions, les bains tièdes eux-mêmes ne sont pas supportés.

Les bains froids de rivière pourront n'être pris que tous les deux jours, au milieu de la journée, très-courts de 5 à 15 minutes environ, et suivis d'un exercice actif, ou même de gymnastique.

Les lotions froides, même non salées, s'appliquent et aux enfants et aux femmes délicates et nerveuses.

Enfin, on peut employer encore les bains *salino-alcalins*, en ayant soin, pour les jeunes enfants de diminuer la quantité des sels, d'en abaisser la température et d'en abréger la durée.

B. *Thérapeutique.*

La thérapeutique, autre que l'air marin et l'eau de la mer, doit rarement intervenir pendant la cure des bains.

Quand elle intervient, c'est tantôt pour venir en aide aux bains de mer (médication auxiliaire), tantôt pour faire cesser des phénomènes morbides, survenus par l'usage abusif des bains ou l'inobservation des lois hygiéniques (médication accidentelle).

α. Médication auxiliaire.

Les Allemands ont l'habitude dans certains cas d'ajouter à la cure des bains l'usage intérieur de diverses eaux minérales naturelles, telles que celles d'Ems, de Kissingen, de Pyrmont, etc.

Nous n'employons que peu de médicaments, pendant la cure des bains ; pourtant, si une personne atteinte de chlorose, par exemple, se présente à nous pour être dirigée pendant la saison et qu'elle n'ait pas fait des ferrugineux un usage suffisant, nous insistons beaucoup pour qu'elle continue la médication ferrugineuse, tant nous sommes convaincu que l'action des bains de mer complète celle des ferrugineux. Des métrorrhagies antérieures nous en font-elles craindre de nouvelles ? les bains sont donnés avec précaution, pendant que le ratanhia, le quina sont donnés à l'intérieur, et souvent on arrive ainsi sans encombre à la fin de la saison et ayant beaucoup fortifié le malade. Craint-on le retour de crises névralgiques du tube digestif ? entre autres médicaments qu'on peut prescrire, le sous-nitrate de bismuth s'associe souvent d'une manière heureuse à la médication des bains de mer. — S'il s'agissait d'une angine chronique, les gargarismes astringents, celui de Bennati par exemple, pourraient être employés avec avantage. Enfin pour les scrofuleux, l'usage de l'huile de foie de morue devra être continué avec persévérance, sinon avec continuité. On pourra aussi donner, à ces derniers surtout, concurremment avec les bains, l'eau de mer à l'intérieur, soit tous les jours et à la dose d'un tiers, d'un quart de verre, soit deux ou trois fois par semaine et alors à la dose d'un demi-verre à un verre, ou pure ou associée au quinquina, comme le voulait Buchan.

6. Médication accidentelle.

Cette médication s'adresse aux phénomènes morbides accidentels qui se montrent, la plupart du temps, soit par suite de l'usage abusif des bains, soit par l'inobservation des lois de l'hygiène, soit par toute autre cause, circonstances qui réclament encore l'intervention médicale.

L'histoire des *accidents*, dont il va être question un instant, offre quelques points importants à considérer, je veux parler de leur *siége*, de leurs *causes* et de leur *traitement*.

1. Leur *siége*. Les organes ou appareils qui peuvent être le siége de ces accidents sont ou le système nerveux, ou l'appareil circulatoire, ou les voies respiratoires, ou le tube digestif, ou les organes génito-urinaires, ou l'appareil locomoteur. Je vais les passer en revue, après avoir dit un mot des autres généralités qui se rapportent à ces accidents.

2. Leurs *causes*. La principale, la plus fréquente et la plus importante de toutes, c'est la *durée trop longue du bain*. Tous les praticiens ont beau être d'accord sur l'avantage des bains courts et le danger des bains prolongés, rien ne prévaut contre le plaisir de contenter sa fantaisie au risque de payer ce caprice par un malaise, par une maladie, par la mort même. Quelquefois, le bain a été mal pris. D'autres fois, il a été pris par un mauvais temps, à la suite d'un abaissement marqué de la température. Enfin, il a été pris par une personne déjà mal portante dont le bain a encore exaspéré les souffrances.

3. Leur *traitement*. Ces accidents ne sont pas tous également importants; quelques-uns demandent des secours rapides; d'autres n'ont besoin que d'une médication simple et éphémère; d'autres enfin ne réclament qu'une suspension temporaire et de quelques jours. Le traitement particulier à chaque groupe d'accidents, dont je vais parler maintenant, suivra et terminera chaque paragraphe particulier. Enfin je consacrerai au traitement des *noyés* ou de l'asphyxie par submersion un chapitre à part dont l'importance et l'opportunité ne peuvent être mises en doute.

Appareil circulatoire. — L'accident le plus important qui nécessite l'intervention du médecin sans délai est la *syncope*.

Cet état ne se présente pas toujours avec la même intensité et varie depuis la plus légère défaillance jusqu'à la lipothymie mortelle. Il s'offre souvent au sortir du bain de mer, sous une forme un peu différente de celle qu'il revêt dans d'autres circonstances. En même temps qu'un froid glacial s'empare de tout le corps et que la circulation du sang s'arrête, la tête est elle-même le siége d'un état congestif qui donne à cette espèce de syncope un caractère particulier : je parle de la syncope qui a une grande intensité.

Quelle cause amène d'ordinaire aux bains de mer un semblable accident? la plupart du temps, c'est la *durée trop longue du bain,* cette cause si fréquente d'accidents si divers, en dépit de nos avertissements si souvent réitérés. Toutefois, il ne faudrait pas croire que ce soit là la seule cause : une disposition spéciale aux lipothymies favorise beaucoup l'apparition de cet accident; — un temps plus froid qui rend le saisissement plus fort et la réaction plus difficile, action tout à fait analogue d'ailleurs à la durée trop longue du bain; — une mauvaise disposition accidentelle dans la santé de la personne qui se baigne, disposition qui aurait dû l'empêcher de prendre son bain ; — un séjour trop prolongé sur la plage, après le bain, avec des vêtements humides, s'il fait un vent froid ; — d'autres fois encore, un état électrique de l'atmosphère lourde et étouffante qui fatigue même les gens bien portants ; — enfin, il peut exister une affection du cœur qui agit à la fois en produisant la syncope et en la rendant plus grave. Je sais bien que le médecin défendra toujours les bains de mer aux personnes atteintes d'une maladie du cœur ; mais il y en a tant qui se baignent sans consulter !

Si je faisais l'histoire de la syncope, j'aurais bien d'autres causes à inscrire encore ici ; mais je n'en parle qu'à propos des bains de mer, et je ne veux insister que sur les points essentiels qui intéressent les baigneurs.

Quel traitement opposer à la syncope ? Il doit varier suivant l'intensité de ces états ; s'agit-il d'une légère défaillance ? il suffit en général du grand air, d'une aspersion d'eau fraîche au visage, ou encore de frictions de vinaigre aux tempes ou sous les lèvres.

Que si ces moyens étaient insuffisants, il faudrait donner au corps une position horizontale, commencer par exécuter ce que j'ai dit plus haut, puis faire des frictions aux membres et surtout à la plante des pieds, soit mieux encore au creux épigastrique avec une flanelle sèche ou imbibée d'un mélange aromatique. On peut aussi envelopper le corps et les membres de couvertures de laines, de serviettes chauffées, pendant qu'on fait respirer l'ammoniaque et l'éther sulfurique, si on ne peut pas les faire prendre à l'intérieur; dès que la personne aura repris un peu ses sens, que la respiration se fera de nouveau lente encore et légère, que le pouls commencera à revenir sous le doigt, on continuera les frictions aux membres et à l'épigastre et on fera prendre, soit un peu de vin sucré, soit un petit verre de liqueur, soit tout simplement quelques tasses d'une infusion de plantes aromatiques bien chaude et sucrée. La complication de congestion cérébrale que l'on observe quelquefois doit faire insister davantage sur les frictions et les révulsifs aux membres inférieurs, sur l'usage des potions éthérées à l'intérieur, de l'eau sédative sur le front et d'infusions aromatiques chaudes.

Système nerveux. — Ces troubles que le système nerveux peut éprouver à la suite des bains de mer, sont tantôt purement nerveux, tantôt à la fois nerveux et inflammatoires. Ces derniers sont de beaucoup les plus sérieux et les plus importants.

Congestion cérébrale. — J'ai été témoin à plusieurs reprises de congestions cérébrales commençant chez des enfants tout jeunes, qui prenaient des bains à la mer, et chaque fois j'ai pu constater que l'accident tenait à ce qu'une fois par hasard le bain n'avait pas été donné par les guides qui sont chargés de ce soin ordinairement, et qui savent l'administrer d'une manière convenable. Quelques-unes de ces congestions ont été assez sérieuses pour m'inspirer des inquiétudes et nécessiter l'emploi d'une médication active; mais en général, en moins de 24 heures, tout danger cessait; il restait seulement les suites de ce trouble, qui ne permettaient pas de recommencer la cure avant plusieurs jours de repos. Quelquefois les parents effrayés n'osaient même plus recommencer.

D'autres fois, le bain de mer mal pris, ou pris dans de mauvaises conditions, ou trop prolongé, produit une *céphalalgie* très-vive et très-intense, qui ne cède parfois qu'avec peine, après deux ou trois jours de traitement; encore cet accident laisse-t-il des traces et inspire-t-il de la répugnance pour reprendre les bains de mer. Il est donc bien important de ne se baigner qu'après avoir consulté, et de suspendre les bains pour peu que la santé se trouve chancelante. J'ai vu dans quelques cas de ce genre l'emploi de l'aconit avoir un succès rapide et complet.

Les céphalées, qui d'ordinaire sont bien calmées par les bains de mer avec affusions avant et après, lorsque, par exemple, on omet cette précaution importante, sont quelquefois très-augmentées par ces mêmes bains; il faut alors suspendre les bains et n'y revenir qu'au bout de quelques jours en les raccourcissant beaucoup et en insistant sur les affusions, la promenade après le bain et l'exercice dans la journée.

De même, les douleurs nerveuses générales sont parfois exaspérées par les bains qui pourtant les apaisent souvent. Les hystériques voient leurs crises nerveuses revenir plus fréquentes à la suite des bains froids qu'elles sont forcées de suspendre.

Chez les paraplégiques, il n'est pas rare de voir, pour les causes que j'ai déjà souvent citées, quelquefois sans cause appréciable, les *douleurs en ceintures*, les *douleurs des membres*, s'exaspérer d'une manière très-marquée et exiger une médication active spéciale.

Certaines parties du corps, siége de névralgies spéciales, peuvent aussi à la suite des bains de mer redevenir douloureuses à un plus haut degré. C'est ce que j'ai plus d'une foi observé pour les gastralgies, les cardialgies, les pleurodynies, les névralgies faciales, intercostales, iliaques, etc. Il n'est pas d'année que je n'aie plusieurs exemples de ce genre à citer.

Enfin, comme phénomène morbide résultant non pas d'un bain de mer, mais d'une saison de bains, j'ai observé une fois, chez un enfant de 12 ans, à la suite d'une trop forte dose de bains de mer, une *surexcitation* extrême du système nerveux, ainsi qu'un amaigrissement excessif.

Observons que si les bains pris sans certaines précautions, sansles affusionspar exemple, augmentent une céphalée déjà existante, j'ai vu aussi un paraplégique auquel on avait donné des douches le long de la colonne vertébrale trop énergiquement, être repris d'accidents de myélite aiguë, qu'il me fallut enrayer au moyen d'une médication active. Je n'ai pas besoin de dire que je ne vis le malade que pour arrêter le retour de la période aiguë de son mal.

Tube digestif. — Indépendamment des gastralgies réveillées ou exaspérées par les bains de mer, et dont j'ai parlé déjà, j'ai noté plusieurs autres accidents du côté des voies digestives.

Ainsi quelquefois des *vomissements*, plus souvent de la *diarrhée*, survenaient à la suite du bain, et ces accidents arrivaient surtout quand déjà il existait du malaise et qu'on avait persisté à se baigner, malgré l'état de souffrance. Y avait-il déjà de la diarrhée? tantôt elle augmentait, tantôt il se développait de la dyssenterie.

De même le bain de mer occasionne des *coliques*, et quand il en existait déjà, ainsi que je l'ai observé chez plusieurs enfants, le bain les augmentait et les exaspérait.

Enfin le bain de mer qui d'ordinaire excite si bien l'appétit produisait parfois un véritable *embarras gastrique*.

Tous ces accidents, nous les considérions comme peu sérieux; mais ils exigeaient une certaine prudence : suspendre les bains, régler la nourriture et surtout la restreindre beaucoup, était notre premier soin; les agens thérapeutiques n'intervenaient qu'ensuite. Il fallait aussi ne reprendre les bains que dans de bonnes conditions, c'est-à-dire quand le malade était bien guéri, par un beau temps, au milieu de la journée et par une mer favorable.

Notons aussi, comme M. Gaudet l'a également observé, que dans les années à température froide et variable, les accidents des voies digestives sont manifestement plus fréquents; j'ai observé, par exemple, qu'en 1854, alors que le choléra régnait presque partout, l'influence cholérique se fit sentir aussi à Trouville et se manifesta par des dyssenteries légères répétées, chez des personnes qui avaient le tube digestif susceptible, même quand elles ne prenaient pas de bains, et se contentaient de respirer l'air de la mer. Enfin j'ai observé une fois une crise extrêmement violente de *coliques hépatiques* chez une jeune dame qu'on avait envoyée à la mer prendre des bains, pour rétablir sa santé générale affaiblie et pour éloigner de prétendues *crises nerveuses* qui l'avaient beaucoup fatiguée, et qui n'étaient autres sans doute que la crise dont j'avais été témoin, mais moins intenses et moins prolongées.

Appareil respiratoire. — J'ai eu moins souvent à noter des accidents du côté des voies respiratoires; le plus souvent, c'étaient des bronchites tantôt légères, tantôt plus ou moins intenses; d'autres fois et bien plus rarement, c'était une sorte de spasme des nerfs respiratoires avec une dyspnée intense.

Une fois, j'ai observé une bronchite chez un enfant de 10 mois, énorme, lymphatique, auquel on faisait prendre des bains de mer!

J'ai vu aussi une jeune dame, pour avoir pris des bains trop longs et avoir fait d'autres imprudences, lorsqu'elle toussait déjà, avoir une bronchite générale qui la força de garder le lit au moins 10 ou 12 jours et exigea des soins assidus et une médication active.

Deux fois, j'ai observé une dyspnée très-vive à la suite de bains de mer; la première fois, chez une dame très-nerveuse, à poitrine délicate, sujette à des malaises nerveux de nature diverse, et qui se trouvait alors à l'approche de ses règles; la seconde fois, chez une enfant de 7 à 8 ans, qu'on avait amenée à Trouville pour sa santé : sa mère était morte d'une affection thoracique auparavant; les grands parents effrayés cherchaient par tous les moyens possibles à fortifier cette enfant délicate; or les bains de mer qu'on avait fait prendre à cette enfant, sans consulter, je crois, avaient été donnés coup sur coup, sans trêve ni repos, et chaque bain beaucoup plus long qu'il ne le fallait. Sous l'influence de cette médication, donnée à dose excessive, la jeune enfant devint bientôt dyspnéique à un point extraordinaire. — Au reste, ces accidents, qui avaient une apparence menaçante, cédèrent bien vite à la suspension des bains et à l'administration, pendant 48 heures, des antispasmodiques.

Appareil génito-urinaire. — L'action qu'exercent les bains de mer sur les fonctions utérines ne peut être contestée ; elle se signale de plusieurs manières :

Tantôt on voit, après un premier bain, le sang menstruel reparaître chez une personne très-bien réglée, alors que les règles étaient passées seulement depuis 10, 12 ou 15 jours ;

Tantôt, et c'est là un fait assez fréquent, les règles reparaissaient, et plus fortes que d'ordinaire, après quelques bains seulement pris depuis la période menstruelle.

Souvent ces métrorrhagies avaient une durée et une persistance marquées, malgré la vigueur du traitement.

Après ces manifestations les plus fréquentes et qui ont été déjà signalées, j'ai observé d'autres faits moins fréquents, mais qui n'en sont pas moins dignes d'attention :

Deux fois surtout j'ai vu deux dames qui, pour s'être baignées trop près de la période menstruelle qui approchait, et cela à la fin de leur cure, furent prises d'une ovarite intense qui força les malades à s'aliter et les soumit au régime rigoureux des antiphlogistiques et des altérants. Deux fois j'ai vu des coliques néphrétiques survenir tout à coup pendant la cure ; une fois le malade, calculeux revenait de Vichy; l'autre fois, c'était une dame qu'on avait envoyée prendre des bains de mer pour des *douleurs nerveuses.*

J'ai observé plusieurs cas de blennorrhées invétérées, qui étaient envoyées aux bains de mer; malgré l'amélioration de la santé générale qu'amenait la cure des bains, je ne voyais pas tarir l'écoulement chronique, cause du voyage entrepris.

Enfin, on sait qu'un bain de mer chaud, même mitigé, peut, soit chez les calculeux, soit chez les personnes qui ont un rétrécissement du canal de l'urètre, déterminer de l'hématurie, et même une rétention d'urine.

Appareil locomoteur. — Certains de ces accidents sont peu importants et méritent à peine une mention :

Parfois les bains trop longs amènent une courbature générale, qui disparaît d'ailleurs par le repos seulement;

D'autres fois, chez les personnes à peau fine et délicate, il survient une tuméfaction générale du pied, comme par un effet de coup de soleil; le repos fait bientôt justice de ce léger gonflement.

Mais il peut arriver aussi des accidents plus importants :

Tantôt, c'est une arthrite cervicale en bonne voie de guérison qui est exaspérée, chez un enfant de 6 ans, par un froid très-vif, le vent soufflant d'ouest, et par des bains de mer trop forts;

Tantôt, c'est un accès de goutte qui reparaît chez un homme de 55 ans, qui depuis longtemps n'avait plus d'accès, à la suite d'un seul bain, pris pourtant dans les meilleures conditions possibles;

Tantôt, ce sont des rhumatismes musculaires ou articulaires qui se montrent de nouveau chez des personnes qui en avaient été affectées auparavant, mais qui s'en trouvaient déjà depuis longtemps débarrassées.

Appareil de la peau. — Enfin le bain de mer produit souvent, et surtout aux époques les plus chaudes de l'année, un certain nombre d'éruptions légères à la peau ; l'urticaire est, de toutes ces éruptions, la plus fréquente ; elle est en même temps très-fugace, guérit ordinairement par la suspension seule du bain, et rarement réclame les soins appropriés à cette éruption qui naît souvent aussi de l'ingestion des moules ou des crevettes.

γ. Traitement des asphyxiés par submersion (*noyés*).

Avant de donner un résumé succinct du traitement à mettre en usage pour ranimer un noyé, je vais essayer de donner une idée sommaire de l'asphyxie en reproduisant l'opinion de M. le docteur Faure, que je cite en l'abrégeant :

L'asphyxie, quelle qu'en soit la cause, quelle qu'en soit la forme, est *une*. Si ses symptômes primitifs ou secondaires sont variables, ses caractères propres, c'est-à-dire ceux qui résultent de l'altération générale consécutive aux modifications du sang, par suite du défaut d'hématose, sont absolument invariables.

Elle représente exactement l'hyposthénie progressive par l'affaiblissement graduel des forces vitales, des forces intellectuelles d'abord, puis des forces locomotrices, puis des forces organiques, et enfin des propriétés propres des tissus. La *sensibilité* est la faculté qu'il est le plus facile de suivre dans les diverses phases de sa disparition, comme de sa réapparition, et dans la décroissance graduelle des divers degrés de sa force. Ainsi, le fait fondamental de l'*asphyxie* est en somme l'*abolition de l'excitabilité générale ;* et celui du *retour à la vie* est le *réveil de cette propriété.*

Pour le traitement, il importe aussi de ne pas oublier certains faits généraux dont la pratique trouvera facilement l'application. Ainsi, il faut toujours avoir présent à l'esprit que les asphyxiés ne sont souvent que dans un état de mort apparente, laquelle est si difficile à distinguer de la mort réelle, que, s'il n'y a pas de putréfaction évidente, il faut toujours administrer des secours à tout individu noyé, même après un séjour assez prolongé dans l'eau.

En outre, les secours les plus essentiels peuvent être administrés par toute personne intelligente ; mais, si l'on veut réussir, il faut les donner sans se décourager, quelquefois pendant plusieurs heures de suite ; car il y a des exemples d'asphyxiés rappelés à la vie après des tentatives qui avaient duré six heures et plus, témoin les faits du docteur Lebret et de Cagé, le sauveteur que cite M. le docteur Faure. (*Archives générales de médecine*, 1856, 2e vol., p. 69 et 85.)

Pour administrer comme il faut des secours à un noyé, on doit éloigner toutes les personnes inutiles ; cinq ou six individus suffisent pour les donner, un plus grand nombre ne pourrait que gêner ou nuire, et il importe, pour qu'ils soient efficaces, que les secours soient administrés avec activité, mais sans précipitation et avec ordre.

Il faut exclure du traitement tout ce qui peut, soit immédiatement, soit consécutivement, soustraire des forces à l'organisme. Aussi devra-t-on s'abstenir surtout de la saignée, bien entendu pour l'état asphyxique seulement, ou dans les premières heures qui suivent, et non pour les accidents vraiment inflammatoires qui pourraient se développer ultérieurement.

Le seul traitement qui convient prend exclusivement ses éléments d'action parmi les excitants ; et ces moyens, pour être efficaces, doivent être employés de haut en bas, de façon à stimuler d'abord les parties qui ont été paralysées les dernières.

A. *Premiers soins dès que le noyé a été repêché.*

1° Dès que le noyé est retiré de l'eau, on doit le coucher sur le côté, et de préférence sur le côté droit. On incline légèrement la tête en avant, en la soutenant par le front ; on écarte doucement les mâchoires, et l'on facilite ainsi la sortie de l'eau qui pourrait s'être introduite par la bouche et par les narines. On peut même, aussitôt après que le noyé a été repêché, pour mieux faire sortir l'eau, placer à différentes reprises la tête un peu plus bas que le corps, mais il ne faut pas la laisser chaque fois plus de quelques secondes dans cette position.

2° Pendant cette tentative, qui ne doit pas être prolongée au delà d'une minute, on comprime doucement et alternativement le bas-ventre de bas en haut, et les deux côtés de la poitrine, de manière à faire exercer à ces parties les mouvements qu'on exécute quand on respire.

3° Aussitôt après ces premiers soins, qui n'occuperont que quelques instants, le noyé doit être enveloppé, suivant la rigueur de la saison, de couvertures et transporté, promptement et sans secousses, dans la cabane de secours ou dans la maison la plus proche.

Pendant ce transport, la tête et la poitrine seront placées et maintenues dans une position plus élevée que le reste du corps; la tête restera libre et le visage découvert.

B. *Soins à donner dans la cabane de secours.*

1° Il faut tout d'abord lui ôter ses vêtements le plus promptement possible; on l'essuiera, puis on lui mettra une chemise ou peignoir de laine et un bonnet de laine, et on le posera doucement sur une paillasse ou un matelas, entre deux couvertures de laine.

2° On couchera encore une ou deux fois le corps sur le côté droit, on fera légèrement pencher la tête en la soutenant par le front, pour faire rendre l'eau. Cette opération, nous l'avons déjà dit, ne devra durer que quelques secondes chaque fois. Il est inutile de la répéter, s'il ne sort pas d'eau, de mucosités ou d'écume; dans le cas où les mucosités ou glaires ne s'écouleraient qu'avec peine, on en faciliterait la sortie à l'aide du doigt, des barbes d'une plume ou d'un bâtonnet couvert d'un linge.

3° On cherchera à imiter les mouvements que font la poitrine et le ventre lorsqu'on respire, en exerçant avec les mains, sur ces parties, des pressions douces, lentes et alternatives. On laissera entre ces pressions un intervalle d'environ un quart de minute; on les réitérera 15 à 20 fois de suite, et on les suspendra pendant environ 10 minutes. Il conviendra d'y revenir à plusieurs reprises. On peut recourir en même temps à l'insufflation pulmonaire de bouche à bouche, ou à l'aide d'une canule.

4° Aussitôt que la respiration tend à s'établir, c'est-à-dire, dès qu'on s'aperçoit que le noyé happe pour ainsi dire l'air, il faut cesser tout moyen spécialement dirigé vers le rétablissement de cette fonction.

5° Si les mâchoires sont serrées, il convient de les écarter légèrement et sans violence en employant le petit levier de buis. On maintient l'écartement obtenu en plaçant entre les dents un morceau de liége ou de bois tendre.

6° Pendant les opérations qui viennent d'être décrites, on s'occupera de la préparation de tout ce qui est nécessaire pour réchauffer le corps. A cet effet on remplira d'eau le caléfacteur, et l'on versera dans la galerie inférieure l'alcool nécessaire pour porter cette eau à l'ébullition; une fois ce résultat obtenu, on introduira l'eau chaude dans la bassinoire, que l'on promènera ensuite, par-dessus le peignoir de laine, sur la poitrine, le long de l'épine du dos et sur le bas-ventre, en s'arrêtant plus longtemps au creux de l'estomac et aux plis des aisselles.

7° Quels que soient les moyens qu'on emploie pour réchauffer le corps d'un noyé, il faut se régler sur la température extérieure. Tant qu'il ne gèle pas, on peut être moins circonspect. Cependant il ne faut jamais, particulièrement dès le début des secours, exposer le corps des noyés à une température supérieure à 35° cent. La bassinoire a, il est vrai, un degré de chaleur plus élevé; mais comme elle agit à travers une couverture ou une chemise de laine, et ne reste pas longtemps appliquée sur la même place, son action se trouve par cette raison suffisamment affaiblie.

8° Tout en employant les moyens nécessaires pour réchauffer le noyé et pour rétablir la respiration, on le frictionnera avec des frottoirs de laine chaude sur les cuisses, les bras, et principalement le long de l'épine du dos et sur la région du cœur ; on brossera doucement, mais longtemps, la plante des pieds ainsi que le creux des mains; on pourra aussi frotter avec les frottoirs de laine le creux de l'estomac, les flancs, le ventre et les reins, dans les intervalles où l'on n'y promènera pas la bassinoire.

9° Si le noyé donne quelques signes de vie, il faut continuer les frictions et l'emploi de la chaleur; s'il fait des efforts pour respirer, il faut discontinuer pendant quelque temps toute manœuvre qui pourrait comprimer la poitrine ou le bas-ventre et contrarier leurs mouvements.

10° Si pendant les efforts plus ou moins pénibles que fait le noyé pour respirer, on s'aperçoit qu'il a des envies de vomir, il faut provoquer le vomissement en chatouillant le fond de la bouche avec les barbes d'une plume.

11° Il ne faut pas donner de boisson à un noyé, avant qu'il ait repris ses sens et qu'il puisse facilement avaler. Cependant on peut, en vue de le ranimer, lui introduire dans la bouche quelques gouttes d'eau-de-vie ordinaire, d'eau-de-vie camphrée, d'eau de mélisse, d'eau de Cologne.

12° Si le ventre est tendu, on donne un demi-lavement d'eau tiède, dans laquelle on a fait fondre une forte cuillerée à bouche de sel.

13° Dans le cas où, après une demi-heure d'administration assidue, les secours indiqués plus haut auraient été inutiles, et où le noyé ne donnerait aucun signe de vie, si le médecin n'était pas encore arrivé, on pourrait recourir à l'insufflation de la fumée de tabac par le fondement, soit au moyen de l'appareil fumigatoire, soit au moyen de deux pipes appliquées l'une contre l'autre, fourneau contre fourneau, insufflation qui ne devra durer qu'une ou deux minutes au plus, et sans jamais amener le gonflement ou la distension du ventre; on pourra répéter cette opération tous les quarts d'heure, puis on comprimera le ventre de haut en bas, et chaque fois, avant de recommencer, on retirera avec une seringue vide l'air ou la fumée que les intestins pourraient contenir de trop.

14° Les cautérisations, ce moyen si énergique et qui s'est trouvé parfois héroïque entre les mains de M. le docteur Faure qui les a préconisées, sont la dernière épreuve, et la plus puissante de toutes, que l'on puisse faire subir au patient. « Quand le fer rouge, dit M. Faure « (*loc. cit.*, p. 84), appliqué sur le haut de la poi- « trine, ne produit plus aucun effet, la mort est cer- « taine. »

Quant à l'électricité, aux insufflations d'oxygène pur, M. Lecœur (vol. II, p. 284) et M. Faure (*loc. cit.*, p. 66), les regardent comme d'une utilité bien moindre et d'une application beaucoup plus restreinte.

Pour faire ces cautérisations, il suffira du premier objet capable d'être chauffé fortement : un morceau de fer, un charbon, une pipe ardente, etc. On pourra éprouver la sensibilité à partir des extrémités inférieures;

mais il ne faudra jamais compter, pour la ranimer, que sur les applications pratiquées de haut en bas, à partir d'un point où la sensibilité existe encore.

Le corps brûlant devra être appliqué très-légèrement.

On devra multiplier les applications, mais faire en sorte qu'elles n'aient pas plus de 3 millimètres en étendue, et qu'elles ne dépassent pas l'épiderme en profondeur. Aussitôt que l'on aura obtenu quelques signes de sensibilité, on étendra rapidement les cautérisations sur toute la surface du corps; on forcera le sujet à crier, à se défendre, à s'agiter. Lorsque la sensibilité sera revenue partout, on remplacera les cautérisations par la flagellation, soit avec les mains, soit avec des orties fraîches, soit avec des cordes, des lanières, des baguettes, etc. Enfin, une fois l'asphyxié ranimé, il faudra non-seulement ne pas le laisser se reposer et s'endormir, mais encore le tourmenter pendant plusieurs heures et le forcer de toutes les manières à prendre du mouvement pour surmonter la tendance aux congestions hypostatiques qui, dans ces cas, deviennent si fréquemment et si rapidement mortelles.

Il faudra seulement qu'il soit maintenu dans un lit bassiné, et qu'il y reste au repos, mais sans dormir, pendant plusieurs heures.

Si, faute de surveillance, le noyé, une fois revenu à la vie, se laissait aller au sommeil et qu'à son réveil il retombât aussitôt dans un état de somnolence, on ferait plusieurs applications successives de sinapismes; on poserait en outre 6 à 8 sangsues derrière chaque oreille.

On n'aurait recours à ces moyens, bien entendu, qu'autant qu'il n'y aurait pas de médecin présent; car, dans le cas contraire, ce serait à lui à décider s'il faut tirer du sang, en quelle quantité, sur quel point et par quel moyen.

Ce que nous venons de dire ne s'applique qu'à l'asphyxie par submersion.

Si l'on avait affaire à un noyé dont la mort serait le résultat d'une apoplexie cérébrale, *ce qui arrive*, dit M. Lecœur (vol. II, p. 230), *bien plus souvent qu'on ne le pense*, la conduite à tenir ne serait plus la même.

On reconnaît ce genre de mort à la face et au cou gonflés, tendus et fortement injectés, aux yeux fixes et brillants, aux paupières largement ouvertes, aux pupilles dilatées, aux lèvres et à la langue volumineuses et violacées, aux veines de la face et du cou gorgées de sang et saillantes sous la peau, et à un suintement de sang plus ou moins abondant par les fosses nasales et la bouche, avec conservation de la chaleur plus persistante que dans les cas d'asphyxie.

Le seul moyen de sauver le noyé, dans ce cas, c'est, quelque temps qu'ait duré la submersion et quel que soit l'état du pouls, d'ouvrir largement la veine, même simultanément aux deux bras, et mieux la jugulaire, ou bien encore les deux artères temporales, pendant qu'on réchauffera violemment les extrémités inférieures.

Répétons enfin, comme dernière et bien importante observation, qu'il faut tout attendre de la persévérance; que les effets des secours sont en général lents, et quelquefois presque insensibles; ils ne réussissent, le plus souvent, qu'autant qu'ils sont administrés sagement, lentement, et avec ordre, pendant plusieurs heures, et sans interruption. Si on les suspend intempestivement un instant, on s'expose à perdre tout ce qu'à force de peines, on était parvenu à gagner.

CHAPITRE HUITIÈME.

De l'air et des climats marins ; de leurs effets hygiéniques et thérapeutiques.

§ 1. — De l'air de la mer, de ses propriétés.

L'air marin, de tout temps renommé par la pureté, la fraîcheur et la salubrité qui le distinguent, doit ces qualités au concours de plusieurs causes.

La mer, en effet, parmi ses nombreux attributs, a la double mission et d'empêcher l'altération de l'air et de régulariser la température de la surface de la terre ; l'été, elle est le siége d'une évaporation continuelle qui, par la conversion de l'eau en vapeurs, enlève ou rend latente une certaine quantité de chaleur et refroidit ainsi la surface de l'eau et par conséquent la portion de l'atmosphère avoisinante ; l'hiver, elle est le siége d'une circulation incessante de molécules aqueuses qui viennent tour à tour former la surface de la mer en cédant successivement leur portion de calorique, circulation qui tempère le froid ; de plus, les mouvements de la mer, flux et reflux, activent encore le renouvellement continuel de l'air marin. Si l'on ajoute à ces conditions les émanations iodurées qui s'élèvent des parties du rivage couvertes de varechs, et les particules salines que le vent de la mer porte vers ses bords, on aura déjà une idée des propriétés bienfaisantes de l'air marin, qualités dont l'action s'exerce d'abord sur l'appareil respiratoire, puis sur les voies digestives, mais dont les bons effets se manifestent bientôt sur l'économie tout entière. Un exemple frappant de cette salubrité de l'air marin nous est donné par la forte complexion, l'animation du visage et la souplesse de ceux qui le respirent habituellement.

Indépendamment de ces données importantes, la prééminence de l'atmosphère des bords de la mer résulte aussi de plusieurs conditions climatériques que je vais rapidement passer en revue.

Des climats marins.

On n'a qu'à jeter un coup d'œil sur la partie de la climatologie qui traite de la question des *climats marins* pour s'apercevoir que les particularités distinctives de ces climats sont très-importantes.

Si on étudie en effet les conditions variables des climats, d'où ressortent en réalité les *caractères climatoriaux* proprement dits, et qu'on passe en revue les circonstances qui font varier la première et la plus importante de ces conditions, je veux parler de la *température*, on est frappé de l'influence remarquable qu'exerce sur elle le *voisinage de la mer*. Cette influence a pour effet définitif de rendre la température moyenne plus constante. Aussi, dans les îles et sur les bords de la mer, toutes choses égales d'ailleurs, les variations sont-elles beaucoup moindres. Pour n'en citer qu'un exemple, aux îles Féroé, par 60° de latitude, la température moyenne est, en hiver, de + 4°,3, et en été, de + 12°. Il n'y a donc de variations qu'entre 8°, et les lacs n'y gèlent pas. En Sibérie, au contraire, par 62° de latitude, comme aux îles Féroé, mais dans une contrée continentale, le climat excessif offre une température moyenne de +17°,5 en été et de — 40° en hiver, ce qui donne entre l'hiver et l'été la différence énorme de 57°,5.

Les climats dits marins, que Kaemtz a retrouvés et démontrés partout, sont donc des climats *constants*, c'est-à-dire, dans lesquels les moyennes de l'hiver et de l'été diffèrent peu, par opposition aux climats continentaux où les moyennes s'écartent l'une de l'autre et qui sont ou *variables* ou *excessifs*.

En résumé, l'influence du voisinage de la mer n'est pas d'augmenter ou de diminuer d'une manière absolue la température moyenne d'un lieu déterminé par la latitude, l'altitude, les vents dominants, etc.; elle a pour effet de diminuer l'étendue, la fréquence et la soudaineté des variations de température. Dans les plus petites îles, où cette action est le plus accusée, les résultats en sont surprenants et vont jusqu'à contre-balancer l'influence de la position équatoriale et jusqu'à imprimer ainsi à la nature du climat des modifications profondes. On peut citer en exemple Madère, les Açores, l'île de Wight, etc., où les extrêmes de température et le caractère de chaque saison diffèrent notablement de ce que sembleraient indiquer la latitude et les autres conditions topographiques. De là pour ces îles une salubrité bien plus grande que pour les pays continentaux correspondants.

L'*état hygrométrique*, à température égale, augmente à mesure que l'on se rapproche des côtes (littoral, îles ou presqu'îles).

On comprendra facilement qu'il en soit ainsi, puisque les couches d'air qui sont en contact avec la mer sont à peu près complétement saturées de vapeur d'eau.

Les différences très-grandes qu'offre la *pression atmosphérique* dans divers pays et sur les bords de la mer notamment, n'ont qu'une importance secondaire, et cela, comme l'a si bien expliqué M. le prof. Gavarret, en raison de la facilité avec laquelle la proportion des gaz du sang se modifie de manière à se mettre en équilibre avec les pressions extérieures et à faire disparaître ainsi toutes causes de perturbation.

Que de remarques au sujet des *vents* sur les bords de la mer! Là, en effet, grâce à l'échauffement inégal de la terre et de la mer, à mesure que le soleil monte au-dessus de l'horizon, il s'élève une *brise de mer* dont la plus grande force coïncide avec le moment où la température de la journée est le plus élevée. Par un effet inverse, un vent de terre souffle à la fin de la nuit, et sa plus grande intensité correspond à la plus basse température des vingt-quatre heures.

Quant à l'influence de la *lumière*, de l'*électricité* et du *magnétisme*, que l'on est si porté à invoquer, et un peu à tort et à travers, elle est réelle, toute mystérieuse qu'elle est ; mais, comme elle n'a qu'une importance secondaire pour la condition des climats, il nous suffira de rappeler combien est favorable à une bonne conformation l'exposition de toute la surface du corps à la lumière, et combien par conséquent sont puissants les effets de l'insolation à l'air libre sur la plage pour redresser les déviations des enfants rachitiques ou scrofuleux et pour imprimer au corps tout entier un développement régulier et harmonique.

La dernière des conditions qui me reste à examiner,

c'est-à-dire la nature des eaux et le produit du sol, bien que d'une importance moindre, mérite d'être signalée.

D'une part, dans les basses terres, souvent les eaux de la mer, en refluant à de certains moments dans l'intérieur des terres, vont jusqu'à les submerger, et produisent ainsi une insalubrité temporaire ou permanente dont il faut redouter l'influence.

D'autre part, sur le bord de la mer, les produits de la pêche qui constituent la majeure partie de l'alimentation des habitants contribuent par la richesse de leurs éléments nutritifs à imprimer une grande vigueur à la population maritime; il faut ajouter toutefois que cette alimentation, souvent composée de tourteaux, crevettes ou moules, produit une excitation qui, en se renouvelant tous les jours, peut amener ou exagérer certaines affections déjà existantes, telles, par exemple, que les maladies de la peau ou celles du tube digestif.

A l'histoire des *climats marins* au point de vue hygiénique et thérapeutique appartiendraient l'exposé de l'influence que ces climats exercent sur la santé des habitants et l'histoire des maladies qui y prédominent, en insistant sur les caractères qu'elles revêtent; il serait curieux d'y constater, par exemple, les maladies, comme la *scrofule* et la *chlorose*, pour lesquelles la *pratique de la mer* est recommandée à l'égal d'un spécifique aux habitants de l'intérieur des terres. Mais ce sujet, tout intéressant qu'il serait à parcourir, m'éloignerait trop de mon plan; il trouvera bien mieux sa place dans l'histoire des endémies et des épidémies des divers pays maritimes.

§ 2. — Effets physiologiques et thérapeutiques de l'air de la mer.

α. Effets physiologiques.

Ces effets, pour être moins sensibles et moins observables que ceux des bains de mer, n'en sont ni moins réels ni moins dignes d'attention. Je n'insisterai que sur les points saillants de cette étude intéressante : à ceux qui seraient tentés de nier ces effets, il serait facile de répondre par de nombreux exemples de personnes qui n'ont pu en supporter la vivacité, même pendant l'été qui est l'époque la plus favorable aux organisations frêles et délicates.

Un étranger arrive sur le bord de la mer ; il respire un air vif, frais, plus oxygéné : sous cette influence excitante, ses poumons se livrent à des inspirations plus prolongées, ce qui rend plus abondante l'exhalation pulmonaire. La respiration devenue plus parfaite rend plus complète l'hématose, laquelle imprime à son tour une activité nouvelle aux fonctions respiratoires, et le surcroît d'énergie de ces fonctions tend incessamment à réagir contre les déperditions de chaleur que le corps éprouve sous l'influence de l'air frais de la mer.

Cette propriété excitative, auxiliaire puissant des bains de mer, peut arriver jusqu'à produire de la surexcitation et du malaise. Il importe donc de ne pas dépasser le but, et c'est ce qui arrive trop souvent pour les personnes d'une santé très-délicate, pour les jeunes enfants surtout, chez lesquels l'équilibre de la santé est tellement instable.

L'*appareil respiratoire* n'est pas le seul qui éprouve

de l'air marin des effets rapides et marqués. Les *organes digestifs* en ressentent promptement l'influence. Qu'on se promène sur la plage, le matin surtout, ou par un vent qui vienne de la mer, et au bout de quelques minutes seulement, si l'on a mouillé ses lèvres, on est tout étonné, en passant la langue dessus, de les trouver tout imprégnées de particules salines. Cette expérience, que l'on peut renouveler au bout de quelques minutes à peine, prouve sans réplique qu'outre l'appareil respiratoire, le principal de tous, l'économie absorbe encore par la muqueuse buccale une certaine quantité de molécules salées. Cette absorption, qui d'ordinaire n'a pour effet que d'activer les fonctions digestives, peut, dans d'autres cas, produire de l'anorexie et même de l'embarras gastrique. J'ai vu plusieurs fois de jeunes enfants qu'on allaitait, à leur arrivée à Trouville, pris d'un sialisme très-abondant qui provenait à coup sûr de la surexcitation que l'air marin avait déterminée chez eux sur une muqueuse buccale prédisposée à l'irritation par le travail de la dentition qui se faisait alors.

Ajoutons que l'influence de l'*air marin* sur les fonctions digestives des individus forts devient en général nulle au bout d'un petit nombre de jours. Quelques personnes aussi n'en ressentent aucun effet, même lors de leur arrivée. Mais, pour les santés délicates, les organisations faibles ou nerveuses, ces effets physiologiques, que j'appellerai primitifs, ne sont pas les seuls.

Le retentissement de ces premiers effets a lieu non-seulement sur l'appareil circulatoire, puisque j'ai déjà signalé comme première conséquence de la respiration de l'air marin une perfection plus grande des fonctions de l'hématose, mais encore sur le système nerveux.

Plus d'une fois, et notamment chez les enfants, presque chaque année, il m'a été donné d'observer l'exagération de ces effets qui amenait une sorte de fièvre physiologique le plus ordinairement éphémère, mais se prolongeant quelquefois pendant un et rarement deux septénaires.

Les troubles du système nerveux, plus variés et plus bizarres, se rapportaient pourtant à une forme unique d'exacerbation, à l'*excitation*, et réclamaient un ensemble de soins et de précautions qui ne parvenaient pas toujours à ramener la paix et le calme. Plus d'une fois il a fallu quitter le bord de la mer pour apaiser cette excessive surexcitation.

6. Effets thérapeutiques,

Ces effets, bien moins sensibles que ceux des bains de mer, peuvent pourtant être observés chez les sujets trop sensibles par suite de leur santé ou de leur âge ; c'est ainsi que les enfants en bas âge que l'on amène tous les jours jouer sur la plage, au bout de quelques semaines déjà se colorent, se fortifient et voient en un mot leur santé générale recevoir de ce séjour une notable amélioration.

Non-seulement toutes leurs fonctions s'exercent mieux, mais encore on les voit se développer et grandir avec bien plus de vigueur ; chez les adultes délicats, chez les personnes âgées qui ne doivent plus se baigner, les effets thérapeutiques de l'air marin apparaissent moins, mais ils sont pourtant réels; chez ceux qui, l'hiver, sont sujets aux rhumes et aux catarrhes, les bienfaits de l'air de a mer respiré pendant la belle saison les met parfois, l'hiver suivant, à l'abri des récidives, ou du moins les rend moins graves et moins longues; des personnes profondément débilitées par une maladie chronique du tube digestif et qui ne peuvent pour cette raison prendre des bains, puisent dans la respiration de l'air marin des forces et une santé nouvelles ; il en est de même de ceux qui, livrés à des occupations sédentaires, sont en proie à des céphalées opiniâtres ou à des insomnies sans fin; dans ces cas, il est vrai, il faut rapporter une partie de la cure aux distractions, aux promenades, au changement de vie ; mais une bonne part de la cure revient aussi à la pureté de l'atmosphère marine. En général, l'air de la mer convient merveilleusement à toutes les personnes qui relèvent d'une maladie aiguë ou chronique, et dont l'état de faiblesse réclame la douce et tonique excitation de l'air vif et pur des bords de la mer.

J'ai eu sous les yeux, en 1861, un exemple bien remarquable de l'effet de l'air marin sur un vieillard de 80 ans, homme d'un grand savoir et d'une grande ardeur au travail, mais qui depuis 18 mois environ, ne pouvant plus se livrer à ses occupations ordinaires avec le même entrain, avait ressenti, de son inactivité forcée, une dépression morale telle qu'un moment les facultés cérébrales parurent atteintes ; il y eut même quelques idées délirantes : c'était, le jour, un dégoût général, de l'inappétence, une inertie de tous les instants, une immobilité presque absolue, une attitude morne, silencieuse, parfois de rares paroles exprimant des idées tristes et désolantes, et attestant une mélancolie profonde ; la nuit, une insomnie presque complète, avec des rêves ou des cauchemars continuels, si par hasard le sommeil le gagnait.

En raison de l'âge, on ne conseilla que l'*air de la mer*. Et véritablement le succès fut aussi grand qu'inespéré. L'appétit revint peu à peu, puis le sommeil, sinon complet, au moins partiel; puis se dissipa tout le cortége des idées sombres et délirantes; la conversation, la lecture intéressèrent de nouveau le malade qui se remit enfin à marcher avec plaisir et bientôt put faire de nouveau d'assez longues promenades. En un mot, à son départ (il séjourna environ six semaines à Trouville), le malade ressentait, au moral comme au physique, une amélioration extrêmement marquée.

§ 3. — Indications et contre-indications a l'air de la mer.

1° Indications.

Je parlerai surtout ici des personnes qui, ne pouvant prendre de bains de mer, doivent pourtant éprouver de bons effets de leur séjour au bord de la mer.

A. *Hygiène.*

Passons d'abord en revue les indications que fournit l'hygiène.

α. Ages.

1° La première enfance, surtout à partir de la deuxième année, me semble appelée à profiter beaucoup d'un séjour prolongé au bord de la mer, dans la saison d'été, bien entendu. On a déjà vu que je conseille d'envoyer les enfants à la mer, seulement à partir de 4 à 5 ans. Avant ce temps, je préfère de beaucoup les jeux prolongés sur la plage, en plein soleil, et je ne prescris les bains de mer, chauds surtout, que s'il existe dans la santé quelque motif déterminant qui ait de l'importance. Avant l'âge d'un an, par exemple, j'aimerais peu à déplacer les enfants, de loin notamment, pour les faire jouir des bénéfices de l'air de la mer, tant je suis persuadé que le profit que l'on peut en tirer n'équivaut pas au risque que l'on fait courir à l'enfant par un long déplacement. Si l'on songe aux mille périls qui assaillent l'enfant au berceau, même entouré des soins les plus assidus, on n'ordonnera ou ne permettra qu'avec une grande réserve ces sortes de voyages, principalement aux enfants qui sont encore dans leur première année. Hâtons-nous d'ajouter que, grâce à la facilité de plus en plus grande des communications, ces inconvénients tendent de jour en jour, sinon à disparaître, du moins à s'atténuer beaucoup.

2° Parmi les adultes, il en est dont la santé se trouverait mal de la cure des bains de mer, qui peuvent pourtant trouver dans la pureté de l'air marin un moyen de soulager leurs souffrances. Certaines *femmes nerveuses*, par exemple, tellement délicates qu'elles ne supportent même pas des bains de mer chauffés et mitigés, se trouvent bien de se promener plusieurs fois par jour le long de la plage. Sous cette influence bienfaisante, on voit l'appétit reparaître, devenir plus fort et plus régulier, le teint se colorer, les forces augmenter, en un mot, la santé s'améliorer manifestement.

Il y a des adultes sujets à s'enrhumer très-aisément et supportant fort mal toute espèce de bains, qui, dans la belle saison, viennent séjourner avec fruit sur le rivage. Si ces personnes passent plusieurs années l'été sur le bord de la mer, elles peuvent finir par perdre cette *prédisposition catarrhale.*

D'autres adultes affligés de longue date d'une insomnie opiniâtre, fruit souvent de travaux de tête trop prolongés, viennent avec confiance demander leur guérison à l'air marin : je connais plusieurs personnes affectées d'insomnies cruelles qui dorment dès leur arrivée au bord de la mer.

3° Enfin, la *vieillesse* elle-même, quoique moins sensible aux agents extérieurs, obtient de son séjour au bord de la mer, pendant la saison d'été, un bienfait souvent assez marqué ; ce séjour en effet, pour peu qu'il soit prolongé et que le temps soit favorable (car à cet âge l'action médicamenteuse est lente à se développer et souvent infidèle), provoque une énergie nouvelle dans l'exercice de toutes les fonctions et dans le jeu de tous les appareils, à commencer par la respiration et la digestion ; ce surcroît d'activité fonctionnelle, en rendant à la santé du corps un équilibre plus parfait et en augmentant la force de résistance vitale, permet souvent de traverser avec bonheur, dans la saison d'hiver, des épreuves qui eussent été accablantes pour des organisations moins bien restaurées. L'exemple que je cite p. 273 en est une nouvelle preuve.

ε. Sexe.

Tout le temps que dure la fonction menstruelle, la femme est exposée, si elle se baigne, à des pertes telles, et par suite à un tel affaiblissement, que, faute de pouvoir réagir, il y ait péril pour elle de se baigner, du moins jusqu'à ce qu'elle ait recouvré assez de forces pour pouvoir aller à la mer. Dans ces conditions encore, l'air marin sera d'une grande utilité en produisant chez ces femmes profondément débilitées une stimulation qui augmentera leur appétit, et par suite relèvera leurs forces, de façon à les mettre bientôt à même d'éprouver le bénéfice des bains de mer.

γ. Tempéraments.

Si les bains de mer conviennent très-bien aux tempéraments lymphatiques, les tempéraments sanguins et les nerveux doivent les prendre avec plus de réserve. Mais tous ces tempéraments se trouveront généralement bien de l'air marin qui produit chez eux une excitation modérée : il faut seulement surveiller cette action pour qu'elle ne dépasse pas le but. On devrait, en ce cas, corriger cette exagération, sous peine de voir survenir des accidents.

δ. Constitutions.

De même, les constitutions faibles tireront un véritable profit non-seulement de l'air de la mer, mais des bains, tandis que les constitutions fortes devront s'abstenir de bains en général, mais profiteront du séjour au bord de la mer pour raffermir leur santé, pour se retremper en un mot.

ε. Convalescence.

Mais l'indication la plus formelle de l'air de la mer, même quand les bains ne peuvent être prescrits, est celle qui concerne les convalescents de maladies graves. La convalescence en effet, cet état intermédiaire entre la maladie et la santé, réclame surtout les soins hygiéniques; or, parmi ces soins, il n'en est pas de plus efficace que la respiration de l'air pur de la mer. Cela est si vrai que, sur le bord de la mer, les malades gravement atteints, dès que le mal a cessé de sévir, rentrent en santé pour ainsi dire, sans passer par la convalescence; il faut que les pertes sanguines, naturelles ou artificielles, aient été bien considérables pour que le rétablissement soit précédé d'une convalescence un peu longue.

Rappelons ici une distinction que j'ai déjà faite dans le paragraphe qui traite de l'indication des bains de mer aux convalescents.

Si les malades relèvent d'une maladie aiguë, comme on ne peut leur permettre de prendre des bains qu'une fois bien raffermis, ils doivent, pendant un certain temps, se contenter de *séjourner au bord de la mer*, se promener en voiture, exercices les seuls permis alors et qui sont très-profitables.

A la suite des *maladies chroniques*, au contraire, si les malades tirent un profit réel de la respiration de l'air marin, ils seront aptes bientôt à prendre des bains à la mer; c'est seulement pour débuter que les bains de mer chauds seront préférables.

B. *Pathologie.*

Voici maintenant les indications, spéciales à l'air de la mer, que fournit la pathologie.

1° Hystérie.

D'après ce que j'ai dit des inconvénients que présente l'administration des bains de mer dans l'hystérie, lorsqu'il existe des accès intenses et fréquents, accès que provoquent parfois les bains de mer, principalement s'ils sont trop prolongés, il est aisé de penser que pour ces malades je préfère de beaucoup m'en tenir au *séjour sur le bord de la mer*, en y ajoutant parfois le bénéfice moins grand mais moins périlleux des bains de mer chauds, mais en recommandant surtout l'habitation le plus prolongée possible sur le rivage, dans la belle saison, afin d'améliorer les fonctions de la nutrition et d'arriver ainsi, par une hématose plus parfaite, à modérer le trouble du système nerveux.

2° Paralysie.

Dans les formes diverses de la paralysie dans lesquelles les centres nerveux ne sont pas affectés, l'usage des bains froids, sous une forme ou sous une autre, peut être utile. Mais dans la paralysie qui dépend d'une hémorrhagie cérébrale l'usage des bains de mer ne saurait être prescrit que longtemps après le début de cette affection et encore avec réserve ; mais dès que tout symptôme d'acuïté a disparu, le séjour sur le rivage peut être grandement utile et accélérer beaucoup la guérison plus ou moins parfaite que l'on peut espérer.

3° Céphalées.

Il vient, au bord de la mer, des personnes vouées depuis de longues années aux souffrances pénibles et tenaces des céphalées, — peu ou pas de sommeil, appétit médiocre, digestions difficiles, d'où amaigrissement et dépérissement.

Les bains de mer réussissent quelquefois à ces personnes, surtout en y ajoutant des affusions; mais il arrive souvent aussi que ces bains sont mal supportés et doivent être suspendus. Or, dans ces cas mêmes, l'air de la mer est d'une grande utilité pour ces maux de tête opiniâtres; il en est de même des personnes, je l'ai dit, qui ont des céphalées continues et chez lesquelles ces douleurs disparaissent comme par enchantement dès leur arrivée près du rivage.

4° Maladies passant à l'état chronique — diathèses.

Il est des affections qui, dès qu'elles ont, pour ainsi dire, élu domicile chez un malade, y jettent des racines profondes, altèrent la constitution et si elles ne produisent pas un danger imminent, détruisent du moins pour longtemps la santé. Ces états, qui, par les ravages profonds apportés à la santé générale, constituent ce qu'on a appelé des *diathèses*, ex. : les scrofules, le scorbut, la goutte, le rhumatisme, permettent quelquefois l'usage des bains de mer. — C'est ainsi que les scrofuleux retirent un grand bienfait de la cure des bains, les rhumatisants s'en trouvent aussi bien quelquefois; dans d'autres circonstances, dans les variations atmosphériques, par exemple, ils en éprouveraient plutôt du mal que du bien. Mais les goutteux et les scorbutiques doivent s'abstenir des bains. On sait que l'influence de l'eau de mer a quelquefois pour effet de donner aux plaies le caractère scorbutique : j'en ai vu il y a quelques années un exemple assez triste chez une jeune personne de 19 ans, à laquelle on *permit* les bains malgré deux plaies qu'elle avait aux jambes : il en résulta deux plaies qui revêtirent le caractère le plus grave, occasionnèrent d'horribles douleurs et même des crises nerveuses intenses et prolongées, sans compter que la guérison se fit longtemps attendre. Il en est de même des goutteux. Je pense, contrairement à l'opinion de plusieurs praticiens, et notamment de M. Gaudet, qu'il faut interdire complétement les bains de mer aux goutteux. J'ai vu plusieurs fois un seul bain, même pris dans des circonstances favorables de température, de calme, etc., rappeler d'anciens accès de goutte dont les malades se croyaient quittes et renouveler des souffrances d'une insupportable acuïté. Ainsi j'ai vu un M. de Bernay, venu à Trouville pour se promener, prendre un seul bain de mer, par un très-beau temps, avoir au genou un accès de goutte très-intense dont il ne fut débarrassé qu'au bout de 2 à 3 jours.

Or, pour ces états diathésiques, quand les bains de mer ne peuvent être prescrits, l'air de la mer peut encore rendre de véritables services ; il est bien entendu que je parle de l'air marin qu'on viendrait respirer dans la belle saison ; dans les temps froids, l'humidité qui prédomine près de la mer serait plutôt nuisible qu'utile à ce genre de malades. Il va sans dire aussi que le séjour sur les côtes n'empêcherait pas, pour chacune de ces *diathèses*, l'emploi des soins appropriés qui leur conviendraient. Dans ces conditions la respiration de l'air de la mer fréquente et accompagnée d'exercices et de distractions, imprimerait à ces constitutions délabrées une activité nouvelle qui accélérerait de beaucoup le retour à la santé.

5° Cachexies.

J'en dirai autant de ces états cachectiques, résultant de maladies chroniques, qui produisent une détérioration si profonde de la santé; ils réclament des soins prolongés, une hygiène sévère et les agents puissants de la thérapeutique pour les faire disparaître de l'organisme dont ils avaient, pour ainsi dire, pris possession. D'ordinaire encore je ne prescris pas les bains de mer pour attaquer ces états maladifs. — Mais quand une fois les reconstituants généraux de plusieurs ordres que j'ai successivement ou simultanément employés, ont suffisamment raffermi la santé, l'emploi opportun des bains de mer complète l'action de ces autres moyens et accélère sensiblement la guérison. Dans les cachexies paludéennes, par exemple, où l'usage combiné du fer et du quinquina est le remède le plus efficace qu'on puisse employer, j'ai plusieurs fois ajouté avec succès l'usage des bains aux médicaments usités d'ordinaire en pareil cas. Mais au début du traitement, quand les bains ne peuvent pas encore être prescrits, dans la belle saison surtout, le séjour au bord de la mer est favorable par l'excitation douce et insensible qu'il exerce sur les fonctions digestives, excitation qui accélère le mouvement de réparation dont l'économie a tant besoin.

6° Catarrhes.

Enfin, il est une classe de malades qui ne doivent pas prétendre aux bénéfices des bains de mer, mais qui peuvent pourtant se trouver bien de l'habitation au bord de la mer durant les beaux jours de l'été, — je veux parler de ceux qui sont souvent incommodés par les catarrhes pulmonaires. Beaucoup de personnes âgées se trouvent dans ce cas. Dans ces conditions, l'âge étant déjà une contre-indication aux bains et l'élément catarrhal venant s'ajouter à cette première contre-indication, il sera essentiel de s'abstenir de bains : mais en même temps la respiration habituelle de l'air marin fortifiera les bronches contre leur susceptibilité à l'égard des variations atmosphériques ; si elle ne prévient pas à tout jamais le retour de nouveaux catarrhes, du moins elle en rendra les atteintes moins intenses et moins prolongées.

Ajoutons que pour ces malades les bienfaits du séjour au bord de la mer ne sont pas toujours les mêmes, et qu'il faut mettre au nombre des influences favorables la persistance du beau temps, comme aussi au nombre des influences contraires les variations atmosphériques. Le même ordre d'influences agit aussi dans le même sens sur les personnes affectées de rhumatismes. Ajouterai-je que les malades voués aux catarrhes devront, avec bien plus de soin encore que les autres, se préserver exactement des variations soit périodiques, c'est-à-dire du matin et du soir, soit accidentelles de la température ? Il serait oiseux de parler de ces précautions, si je ne voyais pas, toutes les années, l'oubli de ces soins de prudence amener des bronchites plus ou moins intenses qui n'avancent certes pas le moment où l'organisme aura acquis enfin, contre la disposition catarrhale, l'immunité qu'il cherche à obtenir.

J'ai eu l'occasion enfin de recommander, avec grand profit, l'habitation au bord de la mer à des dames ayant des tumeurs fibreuses de l'utérus, avec métrorrhagies abondantes et fréquentes. J'ai obtenu ainsi, dans l'état général, une amélioration très-grande.

2° Contre-indications.

Les états maladifs qui contre-indiquent l'air de la mer ne sont pas nombreux. Voici ceux que j'ai plus particulièrement observés.

α. Première enfance.

Il est certaines natures d'enfants qui ne peuvent supporter l'air de la mer, — il en résulte, en effet, une surexcitation continuelle, une insomnie presque complète qui amène un état nerveux et même un mouvement fébrile ordinairement de peu de durée, pourvu que, la cause étant connue, on ait de suite employé le remède, c'est-à-dire, éloigné l'enfant des bords de la mer. D'autres, et en plus grand nombre, le supportent bien, tant que la température est douce et égale ; — mais viennent les variations atmosphériques de septembre, par exemple, l'intolérance de l'air marin se manifeste par un rhume ordinairement accompagné d'un état nerveux plus ou moins marqué suivant la santé antérieure de l'enfant, et ces phénomènes ne cessent que par le départ du jeune malade.

β. Les hémoptoïques.

On envoie souvent, et avec raison, sur le bord de la mer, des personnes d'une santé délicate et qui, sans être malades, donnent quelques craintes pour l'avenir. J'ai vu quelquefois des hémoptysies survenir chez ces personnes à leur arrivée sur le bord de la mer : il est vrai de dire que ces accidents coïncidaient d'ordinaire avec du mauvais temps et de grandes variations de température. Dans ces cas, je n'hésite pas, une fois l'hémoptysie calmée, à recommander le départ pour être assuré qu'il n'y aura pas de récidive. Il est si vrai que ces accidents dépendent surtout du mauvais temps, que j'ai observé des malades se trouver très-bien de l'air de la mer, tant que la température était douce et calme, tandis que les variations atmosphériques amenaient chez ces malades des accidents sérieux. Je n'en veux donner qu'un exemple intéressant à plus d'un titre ; on en jugera.

Mademoiselle de B., âgée de 16 ans, malade depuis deux ans environ, est envoyée à Trouville, à la suite d'une consultation donnée à Paris, pour y prendre non pas des bains de mer, mais seulement l'air de la mer.

La jeune personne était considérée en effet comme atteinte de phthisie pulmonaire ; c'était l'opinion de son médecin ordinaire, ainsi que des consultants. Toutefois l'opinion de M. Bouillaud penchait plutôt pour une pleurésie locale accompagnée d'un noyau de pneumonie. Et, il faut bien le dire, les signes stéthoscopiques ne laissaient pas que d'être embarrassants.

La jeune personne, malade depuis bientôt deux ans de ce que les parents ont appelé un *rhume négligé*, porte au sommet du lobe moyen du poumon gauche tous les signes d'une caverne (respiration amphorique, etc.).

Toutefois elle ne présente pas le dépérissement graduel des tuberculeux. Après avoir considérablement maigri sous l'influence de ce long rhume si insidieux, elle reprit de l'embonpoint, et bien qu'à cette heure elle ait perdu un peu de ce qu'elle avait regagné, elle n'est pas, au dire de sa mère, aussi maigre qu'elle l'a déjà été.

Les médecins qui ont conseillé à cette jeune malade le séjour de Trouville n'ont donné ce conseil que dans le but de faire respirer à mademoiselle de B. l'air tonique de la mer.

Ce conseil semble plausible tant que règne la douce chaleur du mois d'août : — la malade voit son appétit, ses forces augmenter ; elle épouve un *mieux-être* incontestable.

Mais dès que surviennent les vents et les intempéries du mois de septembre, l'excitation douce et salutaire de l'air marin devient trop active et dangereuse : aussi je donne dès lors le conseil du départ ; mais avant que ce conseil ait pu être suivi, deux fois des accidents d'hémoptysie ont lieu et obligent d'attendre ; j'arrête ces accidents qui étaient modérément intenses, non sans penser que c'est là un argument de plus en faveur de l'opinion des praticiens qui pensent que mademoiselle de B. est atteinte de phthisie pulmonaire.

Une circonstance pourtant infirme cette aggravation du pronostic : chez mademoiselle de B. l'hémoptysie est survenue au moment de la période menstruelle, et les exemples d'hémoptysie supplémentaire ne sont pas rares dans les annales de la médecine.

Si l'on songe de plus qu'il n'y a point de sueurs nocturnes, ni de diarrhée, ni de fièvre hectique, que même pendant les accidents hémoptoïques le nombre des pulsations a été d'ordinaire de 72 à 76, 80 au plus, et plus souvent 64 ou 68, que l'appétit s'est presque toujours conservé, même pendant ces accidents, quoique un peu moindre, et que les seuls phénomènes qui ont accompagné ces hémoptysies ont été de la céphalalgie et une certaine sensation de faiblesse, on ne s'étonnera pas que j'aie inspiré au père, avec réserve certainement, des doutes sur la nature de la maladie de sa fille qu'il considérait comme phthisique, doutes que je lui ai transmis par écrit avec ses considérants pour être remis à son médecin ordinaire.

Cette note était écrite en septembre 1851. — J'avais complétement perdu de vue la malade, lorsqu'au mois d'août 1855, je reçus la visite de son médecin ordinaire qui, venant prendre les bains de mer pour sa santé, voulait avoir mon avis à ce sujet ; ce praticien qui a continué à donner des soins à mademoiselle de B. m'a transmis sur la jeune malade des nouvelles les plus satisfaisantes ; sa santé en effet, après son départ de Trouville, est devenue de beaucoup meilleure et, sans qu'on puisse dire qu'elle ne laisse rien à désirer, elle va décidément mieux et peut se promettre de longs jours.

γ. Affections catarrhales.

Les personnes qui ont une simple prédisposition aux rhumes, catarrhes, etc., peuvent non-seulement prendre l'air, mais encore les bains de mer. — Elles doivent seulement bien choisir leur temps et ne pas s'attarder sur le bord de la mer. En restant trop tard, elles s'exposeraient non-seulement à perdre le bénéfice de leur saison, mais encore à gagner une affection catarrhale plus ou moins tenace.

J'en dirai autant des *rhumatisants* au début; l'air de la mer, alors, et à plus forte raison les bains de mer, développent et aggravent les affections rhumatismales même subaiguës. La forme chronique s'arrangerait mieux de l'excitation produite par l'air et les bains de mer : encore ces derniers, ainsi que je l'ai dit ailleurs, doivent-ils être administrés dans ces cas avec réserve, en débutant par un beau temps, en les prenant courts et en les suspendant dès que la température devient plus inclémente.

δ. Hypertrophie du cœur. — Emphysème. — Vieillards catarrheux et emphysémateux.

L'hypertrophie du cœur, elle seule, surtout quand le temps est doux et calme, comme j'en ai déjà fait plusieurs fois la remarque, contre-indique les bains de mer, et non la respiration de l'air marin. Mais dès qu'à l'affection du cœur se joint un emphysème ou un catarrhe pulmonaire, ou même ces deux affections réunies, la respiration de l'air marin n'est plus aussi bien supportée : il faut une température douce et calme pour que ces malades n'éprouvent pas de l'habitation sur les côtes une aggravation dans leur état. Aussi suis-je d'avis qu'en général les bords de la mer conviennent peu aux emphysémateux; ils peuvent y puiser, dans les beaux jours, des forces nouvelles et une certaine amélioration dans leur santé générale; mais ces bons résultats seront souvent achetés au prix d'accidents aigus qui peuvent survenir dès que la température s'abaisse et devient variable.

De même, je ne défends pas non plus le séjour au bord

de la mer aux vieillards catarrheux et emphysémateux d'une manière absolue. — Je suis persuadé que cet air vif et frais leur est éminemment favorable, tant que règne le beau temps ; mais viennent les jours froids et variables, ils doivent quitter les côtes et se retirer dans des régions plus abritées.

ε. Etat nerveux. — Monomanie.

Enfin il vient quelquefois sur le bord de la mer, réclamer le bénéfice soit de l'air marin, soit des bains de mer, des personnes affectées d'un *état nerveux* très-prononcé, accompagné d'une grande *surexcitation* et d'un agacement continuel. Dès leur arrivée sur le rivage, le sommeil disparaît, et cet état, malgré l'emploi de tous les moyens appropriés, s'exaspère chaque jour davantage : dans ces cas, je n'hésite pas à conseiller le départ, pour donner le temps au système nerveux surexcité de revenir au calme qui permettra de profiter de la médication marine.

De même aussi on voit quelquefois, rarement il est vrai, mais trop souvent encore, des jeunes gens en proie à une monomanie commençante, arriver au bord de la mer.

Sans hésitation je prescris dans ces cas le départ immédiat, parce que je suis convaincu que non-seulement la médication des bains de mer, mais même l'air marin seul exerce sur ces malades une action excitante capable d'aggraver le mal, si on ne soustrait au plus tôt ces malades à leur influence pernicieuse.

§ 4. — Quand doit on prendre l'air de la mer.

Si l'on songe aux propriétés bienfaisantes de l'air de la mer, à toutes les personnes qui sont appelées à jouir des bénéfices des bains de mer, et par conséquent de l'air marin, et enfin à tous ceux que je viens de passer en revue et qui peuvent profiter encore de leur séjour sur le rivage, sans se baigner, on comprendra que, dans la plupart des cas, il sera permis de prendre l'air de la mer, sinon pendant toute l'année, du moins dans une grande partie et, par exemple, de mai en octobre inclusivement. Le reste de l'année offre de beaux jours encore, toujours un air pur et des froids moins rigoureux que dans l'intérieur des terres, à latitude égale ; mais il faut reconnaître que parfois dans cette saison règnent des vents violents, et qu'il s'élève aussi quelquefois des brumes d'un froid pénétrant dont il importe bien de savoir se défendre.

Mais, somme toute, comme ce sont des climats *constants*, ils sont, toutes choses égales d'ailleurs, plus sains que les climats des continents appartenant aux mêmes latitudes. Il est bien entendu que je fais la part des autres conditions climatériques, de l'exposition, par exemple, et, comme les réflexions qui précèdent s'appliquent plus particulièrement au pays que j'habite, je me crois fondé à dire que Trouville jouit d'une salubrité relative plus grande que bien d'autres pays de bains. Là, en effet, le voisinage des marais n'a qu'une faible influence sur la santé des habitants (elle est à peu près nulle sur la santé des baigneurs) en raison de son exposition sud-ouest, abritée qu'elle est au nord-est par des collines élevées, et de la direction habituelle des vents qui soufflent le plus ordinairement du nord-est, puis de l'ouest. Encore faut-il ajouter bien vite que sur les côtes la variabilité de la direction des vents est portée à son maximum.

Au reste, cette variabilité des vents est elle-même une

des principales causes de la fraîcheur qui règne sur le rivage en été.

A la brise du matin (*brise de mer*) qui vient du large succède, le soir, la *brise de terre* qui souffle de l'intérieur des terres, alternative de tous les jours qui contribue beaucoup à la fraîcheur et à la pureté de l'atmosphère.

Cette pureté et cette fraîcheur de l'air rendent le séjour au bord de la mer des plus agréables pendant les fortes chaleurs de l'été. Aussi a-t-on vu combien peu d'exceptions j'ai faites, combien peu de contre-indications j'ai exprimées au séjour près du rivage, surtout au milieu de la saison d'été. Mais, avant et après cette époque, l'habitation au bord de la mer est-elle utile aux diverses catégories pour lesquelles je l'ai recommandée et ne présente-t-elle aucun inconvénient?

Mon opinion est que ce séjour est utile à tous ceux dont j'ai parlé au paragraphe des indications, et aussi d'une parfaite innocuité, à condition toutefois qu'on ne négligera pas les règles de prudence qui sont toujours de mise au bord de la mer, je veux parler du surcroît de vêtements qu'on doit porter le matin et le soir, à peu près tous les jours. Il va sans dire aussi que les précautions devront être plus grandes et pour la première enfance et pour la vieillesse, et aussi pour les convalescents encore très-faibles.

Les catégories dont il vient d'être question en dernier lieu devront également arriver un peu plus tard dans la saison et s'en aller un peu plus tôt. Mais, à part ces restrictions, on viendra prendre l'air de la mer, surtout pendant les mois de mai, juin, juillet, août, septembre et octobre.

§ 5. — Ou doit-on prendre l'air de la mer.

La réponse à cette question, sur laquelle je veux seulement appeler l'attention du lecteur par quelques mots de développement, doit être essentiellement variable, et cela pour plusieurs motifs sur lesquels je vais m'arrêter un instant.

Un des premiers motifs est le *pays ordinaire d'habitation*.

Tout le monde comprend que le riverain de la Néva doit rarement prendre l'air de la mer sur le même point que l'Espagnol ou l'Italien. En général, on doit se diriger vers le pays de bains qui est le plus en rapport avec les conditions de latitude et de météorologie des lieux que l'on habite. Ce sont ces conditions qui déterminent en effet et la température de la mer et celle de l'air, température dont la corrélation et le rapprochement sont très-importants pour l'utilité et l'agrément soit des baigneurs, soit de ceux qui ne prennent que l'air de la mer.

La *force* de la *constitution* permet de supporter une latitude plus septentrionale. Il en est de même pour ceux qui ont dès longtemps l'habitude de l'eau froide ou du froid. Des conditions inverses amèneront naturellement des conclusions opposées.

La *santé*, suivant qu'elle sera bonne ou mauvaise, permettra de se diriger vers le Nord, ou bien réclamera une température plus douce.

La *nature* de la *maladie* est aussi un élément dont il faut tenir compte pour le choix du séjour au bord de la mer.

C'est ainsi qu'on recommandera de préférence les régions méridionales aux personnes dont la poitrine est délicate et pour lesquelles on a des craintes fondées. Toutefois, je pense que ce conseil, bon temporairement, au moment où les organes sont lésés, les fonctions troublées, n'a plus d'objet dès que la santé est rétablie. Le mieux alors est de se rendre sur le bord de la mer le plus près de son pays natal.

Enfin, une raison un peu secondaire, mais qu'il faut signaler encore pour donner tous les éléments possibles d'un bon choix, c'est l'état de la plage des divers pays de bains, suivant que règnent le sable ou les galets, particularité qui, diminuant ou augmentant la force de la vague, diminue ou augmente la force du bain dans la même proportion. Cette considération qui importe surtout aux baigneurs, n'est pas indifférente non plus à ceux qui viennent prendre l'air de la mer. Une plage sablonneuse favorise bien mieux les promenades au bord de l'eau et permet bien mieux aux scrofuleux d'aller respirer les émanations iodurées exhalées par les varechs qui couvrent certains points du littoral. Sous ce rapport, comme sous bien d'autres encore, Trouville est vraiment privilégiée : sa plage, théâtre des jeux et des ébats de l'enfance, est pour le jeune âge à la fois une source de plaisir et de santé.

De plus, tout auprès, vers Hennequeville, la mer, en se retirant, découvre un grand nombre de petites roches couvertes de varechs où les enfants, tout en goûtant le plaisir de la promenade et même de la pêche, peuvent encore respirer largement les émanations bienfaisantes des fucus qui croissent en abondance sur cette partie de la plage.

FIN

TABLE DES MATIÈRES.

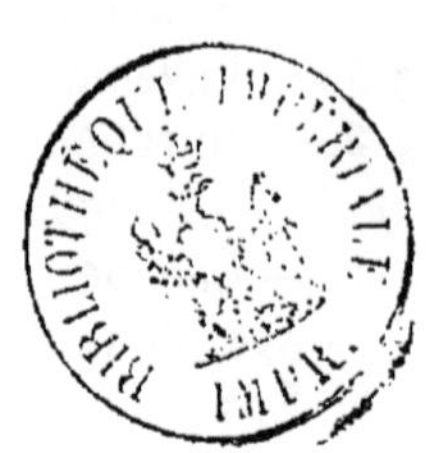

FIN DE LA TABLE.

Corbeil, typogr. et stér. de Crété.

VICTOR MASSON ET FILS

DARWIN (Ch.). — **De l'origine des Espèces**, ou des Lois du progrès chez les êtres organisés. Traduit en français, avec l'autorisation de l'auteur, par Mademoiselle Clémence-Aug. Royer. 1 fort vol. gr. in-18........................ 5 fr.

GENIEYS (Dr E.). — **Indicateur médical et topographique d'Amélie-les-Bains** (Pyrénées-Orientales). 1 vol. in-18 avec figures dans le texte.................... 1 fr. 50

HERPIN (de Metz). — **Études médicales et statistiques** sur les principales sources de France, d'Angleterre et d'Allemagne ; avec des tableaux synoptiques et comparatifs d'analyses chimiques des eaux classées d'après les analogies de leur composition et de leurs effets thérapeutiques. 1 vol. grand in-18 avec tableaux.. 4 fr. 50

JAMES (Constantin). — **Guide pratique du médecin et du malade** aux eaux minérales françaises et étrangères, suivi d'études sur les bains de mer et l'hydrothérapie et d'un traité de thérapeutique thermale. 5e édition, avec une carte itinéraire des eaux et des vignettes représentant les principaux établissements thermaux. 1 fort vol. grand in-18 de 600 pages, broché.. 7 fr. 50

— Le même, cartonné.................................. 9 fr.

LAPASSE (Vicomte de). — **Essai sur la conservation de la vie**, suivi d'un formulaire et d'observations cliniques. 1 vol. in-8.. 7 fr. 50

LAPASSE (Vicomte de). — **Hygiène de longévité**, 1re série : guérison des migraines, maux d'estomac, maux de nerfs et vapeurs. Suite à l'Essai sur la Conservation de la vie. 1 vol. in-18.. 2 fr.

ROTUREAU (A.). — **Des principales eaux minérales de l'Europe.**

— ALLEMAGNE ET HONGRIE. 1 vol. in-8.......... 7 fr. 50

— FRANCE ; ouvrage suivi de la législation sur les Eaux minérales. 1 vol. in-8.. 10 fr.

TISSOT. — **La Vie dans l'homme** ; ses manifestations diverses, leurs rapports, leurs conditions organiques. 1 vol. in-8.. 7 fr. 50

TISSOT. — **La Vie dans l'homme** ; existence, fonction, nature, condition présente, forme, origine et destinée future du principe de la vie ; esquisse historique de l'animisme, pour faire suite à l'ouvrage précédent. 1 vol. in-8.............. 7 fr. 50

Corbeil. — Typ. et stér. de Crété.

www.ingramcontent.com/pod-product-compliance
Ingram Content Group UK Ltd.
Pitfield, Milton Keynes, MK11 3LW, UK
UKHW020201250726
13967UKWH00003B/1193